今日から使える

特定健診・特定保健指導
実践ガイド

編著
今井博久
東京大学大学院医学系研究科特任教授

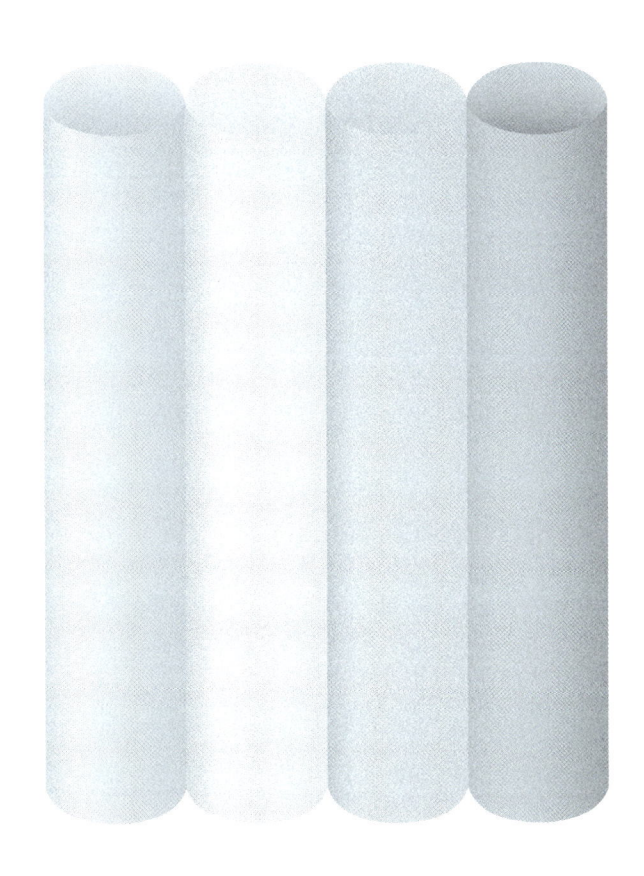

医学書院

今日から使える 特定健診・特定保健指導実践ガイド

発　行	2014年11月1日　第1版第1刷Ⓒ
	2017年 7月1日　第1版第2刷

編　著　今井博久
　　　　いまい　ひろひさ

発行者　株式会社　医学書院
　　　　代表取締役　金原　優
　　　　〒113-8719　東京都文京区本郷 1-28-23
　　　　電話　03-3817-5600(社内案内)

組　版　明昌堂

印刷・製本　山口北州印刷

本書の複製権・翻訳権・上映権・譲渡権・貸与権・公衆送信権(送信可能化権を含む)は株式会社医学書院が保有します.

ISBN978-4-260-02090-9

本書を無断で複製する行為(複写,スキャン,デジタルデータ化など)は,「私的使用のための複製」など著作権法上の限られた例外を除き禁じられています.大学,病院,診療所,企業などにおいて,業務上使用する目的(診療,研究活動を含む)で上記の行為を行うことは,その使用範囲が内部的であっても,私的使用には該当せず,違法です.また私的使用に該当する場合であっても,代行業者等の第三者に依頼して上記の行為を行うことは違法となります.

JCOPY 〈出版者著作権管理機構　委託出版物〉

本書の無断複製は著作権法上での例外を除き禁じられています.複製される場合は,そのつど事前に,出版者著作権管理機構(電話 03-3513-6969,FAX 03-3513-6979,info@jcopy.or.jp)の許諾を得てください.

はじめに

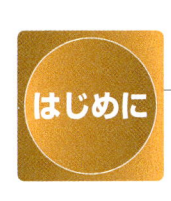

5年ごとの見直し　大幅な変更

　2008年度から始まった特定健診・特定保健指導制度(以下，特定健診・保健指導)では，制度設計当初から特定健康診査等基本指針について「医療費適正化計画及び保険者の特定健康診査等実施計画が5年ごとの計画であることを踏まえ，本指針についても，5年ごとに検討を行い，必要があると認めるときはこれを変更していくものである」とされ，また高齢者の医療の確保に関する法律第十九条では「保険者は，特定健康診査等基本指針に即して，五年ごとに，五年を一期として，特定健康診査等の実施に関する計画を定めるものとする」となっています。すなわち，5年ごとに必要に応じて特定健診・保健指導制度を見直すということです。

　2013年度からの第二期に向けてさまざまな検討がなされました。その結果，厚生労働省健康局内の検討会で議論された諸事項などが『標準的な健診・保健指導プログラム【改訂版】』(以下，改訂版)に盛り込まれ，2013年4月に発行されました(保険局でも見直しの検討が行われ，『特定健康診査等実施計画作成の手引き(第2版)』が公表されました)。

　第二期特定健診・保健指導(以下，第二期)では腹囲の基準値が変更されていないために，特定健診・保健指導制度の運営では「変更点なし」と誤解している人がいますが，実際は大きな変更がありました。第二期に向けた改訂版は旧版の187頁から約3割増しの247頁になり，より有効な制度運営が実施されるように，さまざまな点が変更または新規に追加され，それらに従った実施が期待されています。

　また日本再興戦略を踏まえ，すべての保険者はデータヘルス計画を2014年度中に策定することが求められており，早急に準備する必要があります。データヘルス計画は「レセプト・健診情報等のデータの分析に基づく効率的・効果的な保健事業をPDCAサイクルで実施するための事業計画」です。健診情報とは特定健診のデータであり，したがってデータヘルス計画の保健事業は特定健診・保健指導制度の基盤の上に成り立つという位置づけになっています。

　概して，政府から保健事業の新しい提案が要請されると何をどうすればよいか戸惑うこともあります。しかし，保健事業の本質は変わりません。データヘルス計画は特定健診・保健指導をベースとするため，心配する必要はまったくありません。

表　第二期の変更点・追加内容

項目	重要度
PDCAサイクル活用の推奨	○
受診勧奨体制の強化・改善	◎
非肥満者への対応	◎
フィードバック文例集の活用	◎
喫煙と飲酒の対策	○
慢性腎臓病と高尿酸血症の対策	○
B支援の必須の解除	△
初回面接者と半年後に評価を行う者との同一者の緩和	△
看護師が保健指導を行える期間の延長	△

◎：最も重要　○：重要　△：留意

本書の目的　変更・追加内容の具体的な解説

　本書の目的は，第二期に向けて大幅に改訂された内容のポイントを具体的に解説することです。本書の執筆者は改訂版の編集執筆に直接関わった方々に限定し，本書の目的をより鮮明にしました。すなわち，本書は特定健診・保健指導に従事する医師，保健師や管理栄養士，事務担当者などが変更された内容や新規に追加された内容を正しく理解し，円滑に実施できるようなサポートをすることをめざしています。したがって，特定健診・保健指導制度の総論的な事項や抽象的な内容や実施の枝葉末節には触れていません。本書の解説は特定健診・保健指導の実施現場で役に立ち，データヘルス計画の策定に利用できるように心掛けました。

　改訂版で変更・加筆されている主な点は，①PDCAサイクル活用の推奨，②受診勧奨体制の強化・改善，③非肥満者への対応，④フィードバック文例集の活用，⑤喫煙と飲酒の対策，⑥慢性腎臓病と高尿酸血症の対策への言及などです（表）。①～⑥はいずれも重要な項目であり，第二期の5年間の成果の成否を左右すると言っても過言ではありません。どの項目も改訂版では平易に書かれていますが，それらが意図する内容は必ずしもすべての保険者が正確に理解し消化できるほど簡単ではありません。本書では主な項目を取り上げて具体的にわかりやすく解説していきます。

各論の概要

■ PDCAサイクル活用の推奨

　改訂版ではPDCAサイクルの活用を勧めています。特定健診・保健指導

の事業運営のみならず，データヘルス計画でも PDCA サイクルに沿った事業運営が特徴です．今回の機会を使ってマスターするとよいでしょう．

これまで実施してきた第一期の特定健診・保健指導（以下，第一期）を振り返って，成功したこと，失敗したことを同定する作業から始め，Check（評価）→ Act（改善）→ Plan（計画）→ Do（実行）の順序で作業を行いましょう．大きなサイクルを 5 年軸とするならば，1 年軸の小さなサイクルを回しながら正のスパイラルを上昇させ，第二期の最終年度である 2017 年度には，エンドポイントとしてメタボリック症候群の有病者・予備群の減少，関連する医療費の適正化を達成できるようにします．本書の第Ⅳ章では，筆者が全国各地で実施した研修会で使用した材料を例示して PDCA サイクルの活用方法を解説します．

■受診勧奨体制の強化・改善

改訂版 p.58 には医療機関への受診勧奨判定値が掲載されており，第一期と同じ判定値で，受診勧奨が行われます．

しかしながら，第二期ではこうした方法の実施を求めていません．対象者の検査値のレベルやリスク因子にきめ細かに対応した方法を実施することが期待されており，これは非肥満者への対応やフィードバック文例集の活用などにも関連するもので，第Ⅱ章や第Ⅲ章で解説します．

また，受診勧奨を実施しても対象者が医療機関を受診したか否かを確認していない事例がかなり存在することも明らかになりました．対象者に「医療機関へ行ってください」という一方的な声掛けや文書連絡で終了し，その後対象者の受診を確認していない場合が多くあるわけです．

特定健診でハイリスク者を描き出し，医療機関での診療につなぐという制度ですが，対象者が受診しているか否かは不明のまま放置され，場合によっては予防と医療の安全網からの漏れが生じている現実があるわけです．

こうした医療機関への受診勧奨に関連する問題を修正し，予防と医療の連携を適切に実施し，より一層適切なシステム構築を行う必要があります．

■非肥満者への対応

原則として特定健診・保健指導における受診勧奨判定値の該当者は，改訂版 p.33 の「具体的な選定・階層化の方法」のステップ 1（内臓脂肪蓄積のリスク判定）で腹囲または BMI の値（男性：85 cm 以上，女性：90 cm 以上，または BMI ≧ 25 kg/m^2）から判定し，「肥満者」をスタートラインに立たせています．すなわち，特定健診・保健指導は「肥満者」を対象とした制度なので

す。

　しかしながら，非肥満者でも脳梗塞などが起こりやすいとする研究報告が第一期の間にあり，現場からも「高血圧，高血糖，脂質異常をもつ非肥満者の対策を実施すべき」という強い要求が出されていました。そうした背景を反映し，改訂版では「非肥満者の対応」が至る所で記載されています（ただし，非肥満者の保健指導は義務化されていません）。

　改訂版p.84からの「フィードバック文例集」においても，肥満者と同等に非肥満者に対しても言及し，どのように対応すべきかが一覧表に記載されています。要するに，これまでは血圧高値，脂質異常，血糖高値といったリスクを保有していても，非肥満者であれば保健指導の対象者ではなく，とくに「義務」として対応を考えなければならないわけではありませんでした。しかし，第二期では非肥満者への対応策が現場からも期待されており，早急に具体的な方法を検討しなければなりません。

■フィードバック文例集の活用

　改訂版でとりわけ目新しいのが「フィードバック文例集」です。これは一見シンプルな表に見えます。改訂版が発行された後，保険者や現場の保健師・管理栄養士にこのフィードバック文例集について尋ねたところ，「該当者に対する説明に重宝している」「医療機関への受診勧奨の際に役立っている」という高評価の回答が多くありました。しかし，このフィードバック文例集ではそうした活用方法は当然行うこととして，それ以上のことを読み取らなければなりません。

●血圧高値・脂質異常

　血圧高値（改訂版p.86）と脂質異常（同p.88）の「健診判定と対応の分類」の表には，「生活習慣を改善する努力をした上で，数値が改善しないなら医療機関の受診を」という記述があり，これは「生活習慣の改善（予防）」と「医療機関の受診（医療）」の円滑な連携を求めています。したがって，現場の保健師や管理栄養士は生活習慣の改善をどのくらいの期間でどのように実施するか（とくに非肥満者），どのタイミングで医療機関につなげるかなどの方法について，前述の「受診勧奨体制の改善」と併せて検討する必要があります。

●喫煙・飲酒

　プログラムの旧版では，喫煙やアルコール飲酒の対策にはあまり頁を割いていませんでした。そうした影響もあったかもしれませんが，第一期におけ

る特定保健指導の実践では，えてして喫煙対策および飲酒対策は後手に回る場合が多かったようです．

　第二期に関する厚生労働省の検討会では，喫煙対策や飲酒対策を強化すべきという意見が出ました．そのため改訂版には，喫煙に関するフィードバック文例集，禁煙支援のマニュアル，アルコール使用障害スクリーニングの手引きが記載されました．ケースごとに文例が挙げられ，特定健診を実践する現場にとって非常に有益で保健指導のニーズに合わせた内容になっています．

　喫煙対策・飲酒対策は，保健指導の現場にいる保健師や管理栄養士にとっては苦手意識があるかもしれませんが，改訂版の解説は充実しており，必ず実践したいところです．本書では，改訂版の喫煙対策および飲酒対策の執筆者により，詳しく実践方法を解説してもらいます．

●慢性腎臓病・高尿酸血症

　第二期でも，血清クレアチニンと血清尿酸値は特定健診の必須検査項目にはなりませんでした．しかしながら，改訂版では慢性腎臓病と高尿酸血症に触れています．両者とも生活習慣が影響する疾患で，ほとんどが予防可能です．前者の慢性腎臓病は病態が悪化して進行すると末期腎不全により透析治療に陥ってしまいます．つらい治療やQOL低下などの患者の問題のみならず，関連する医療費が高額になります．

　慢性腎臓病のリスク因子には，肥満，メタボリックシンドローム，高血圧，糖尿病，脂質異常症などがあります．特定健診・保健指導で効果的な保健指導が実施され，これらの予備群を減らすことが期待されています．改訂版では，現場の保健指導がより一層効果的に実施されるように期待され，フィードバック文例集に「尿蛋白に関するフィードバック文例集」および「尿蛋白及び血清クレアチニンに関するフィードバック文例集」が記載されました．

　血清尿酸値の上昇は，腎障害，尿路結石，メタボリックシンドロームなどのリスクを高めます．高尿酸血症に対しては，慢性腎臓病と同様にしっかりとした保健指導を実施することで生活習慣の改善が行われ，これらの病態のリスクを軽減させることが期待されています．改訂版には「尿酸に関するフィードバック文例集」が記載されていますので，有効活用すべきでしょう．本書では，改訂版の該当する部分の執筆関係者によりそれらのフィードバック文例集の意義や使い方を解説してもらい，慢性腎臓病対策および高尿酸血症対策にも言及しました．

まとめ

　改訂版には新しく変更・加筆された重要な情報が詰まっています。「第二期も腹囲基準に変更がないからこのまま従来どおりで実施します」では現状に不適切な運営になりかねません。必ず手元に『標準的な健診・保健指導プログラム【改訂版】』を置き，よく読んで第二期の制度運営に取り組みましょう。

　前述のように，特定健診・保健指導制度の内容は大幅に変更されています。第一期の5年間の経験から多くのことを学び，それを生かすことが必要です。改訂版は，地域の生活習慣病対策をより一層効果的で効率よく進めるためのものであり，PDCAサイクル活用の推奨，受診勧奨体制の強化・改善，非肥満者への対応，フィードバック文例集の活用，喫煙と飲酒の対策，慢性腎臓病と高尿血症の対策への言及などはすべてそれにつながります。ぜひ本書を特定健診・保健指導に役立ててください。

執筆者一覧

●編集

今井　博久　東京大学大学院医学系研究科特任教授

●執筆者（執筆順）

横山　徹爾　国立保健医療科学院生涯健康研究部部長

藤井　仁　国立保健医療科学院政策技術評価研究部主任研究官

岡村　智教　慶應義塾大学医学部衛生学公衆衛生学教授

中村　正和　公益社団法人地域医療振興協会西日本事務局

木村健二郎　JCHO東京高輪病院院長

谷口　敦夫　東京女子医科大学附属膠原病リウマチ痛風センター教授・膠原病リウマチ内科

瀧村　剛　厚生労働省アルコール対策専門官，久里浜医療センター医師

中尾　裕之　宮崎県立看護大学看護学部教授

門田万紀恵　廿日市市福祉保健部健康推進課主任

田中としみ　秋田市保健総務課

田畑　真実　甲良町保健福祉センター保健福祉課保健係主査

三浦しげ子　一関市保健福祉部健康づくり課課長

柳沢　明美　安中市保健福祉部健康づくり課予防係主査

目次

はじめに……… iii

I 健康日本 21（第二次）との関係　横山徹爾／藤井仁

特定健診・保健指導制度の策定……… 2

II 受診勧奨の具体的な方法　今井博久

効果的な受診勧奨……… 10
非肥満者への対応……… 17

III フィードバック文例集活用の手引き

フィードバック文例集と対応表の使い方　今井博久……… 22
1　血圧高値　今井博久／岡村智教……… 24
2　脂質異常　今井博久／岡村智教……… 29
3　血糖高値　今井博久……… 33
4　喫煙　中村正和……… 36
5　尿蛋白・血清クレアチニン　木村健二郎……… 44
6　尿酸　谷口敦夫……… 53
7　アルコール　瀧村剛……… 57

IV PDCA サイクル実践法　今井博久／中尾裕之

PDCA サイクルとは……… 68
C から始める実践方法……… 71

V 第一期の経験から効果的な取り組みを　今井博久

　　最も重要な食事アセスメント………88
　　よりよい保健指導のための定量評価………93

VI 好事例

　　特定健診受診率向上をめざした活動　広島県廿日市市
　　門田万紀恵………104
　　特定保健指導受診率の着実な増加　秋田県秋田市
　　田中としみ………111
　　人工透析新規導入者ゼロをめざした活動　滋賀県犬上郡甲良町
　　田畑真実………122
　　予防と医療の連携　岩手県旧藤沢町（一関市藤沢町）
　　三浦しげ子………135
　　保健指導の効果分析の実践　群馬県安中市
　　柳沢明美………143

　　あとがき………155
　　索引………156

I 健康日本21（第二次）との関係

I 健康日本21（第二次）との関係

特定健診・保健指導制度の策定

健康日本21（第二次）と特定健診・保健指導

わが国では，生涯を通じた国民の健康づくりの推進のために，約40年前からその時々の時代背景等を踏まえた国民健康づくり運動が推進されてきました。

まず1978年度に第一次国民健康づくり対策，10年後の1988年度に第二次国民健康づくり対策（アクティブ80ヘルスプラン），2000年度に第三次国民健康づくり対策に相当する「健康日本21」，そして2013年度からは，第四次国民健康づくり対策に相当する「二十一世紀における第二次国民健康づくり運動『健康日本21（第二次）』」が施行されました。

第一次国民健康づくり対策の時点では，健康づくりの体制が十分に整っていなかったため，生涯を通じての健康づくりの推進・普及啓発のための基盤整備，とくに健診の体制整備と普及が重要視されました。

第二次国民健康づくり対策では，第一次の対策を拡充して，栄養・運動・休養という健康づくりの3要素に焦点を当てました。その後，少子高齢化，生活習慣の多様化が進み，生活習慣病の患者や要介護高齢者が増加し，医療費が増大しました。これらの背景を踏まえて，2000年度から第三次に相当する健康日本21が始まり，その法的基盤として健康増進法が定められました。9分野（①栄養・食生活，②身体活動・運動，③休養・こころの健康づくり，④たばこ，⑤アルコール，⑥歯の健康，⑦糖尿病，⑧循環器病，⑨がん）約70項目の数値目標を定め，健康増進と生活習慣病の一次予防を推進し，健康寿命を伸ばしてQOLを向上することをねらいとしました。

2005年度には，過去5年間の健康日本21を振り返り，各数値目標について中間評価を行ったところ，目標を達成した項目もあったものの，糖尿病有病者や肥満者の増加など，改善が見られない項目や悪化している項目も少なくありませんでした。中間評価によって見えてきた健康日本21の課題のう

ち，特定健診・保健指導に関しては以下のような課題がありました．

■ 中間評価から見えた課題

　まず，ポピュレーションアプローチの観点からは，ターゲットが曖昧で，「誰に」「何を」が不明確であるとともに，目標達成に向けた効果的なプログラムやツールの提示も不十分だったと考えられました．ハイリスクアプローチの観点からは，医療保険者と市町村等の関係者の役割分担が不明確であったため，健診の未受診者の把握や受診勧奨の徹底が不十分であり，健診受診後の保健指導についても必ずしも十分には行われていなかったことが指摘されました．また，保健指導の成果を評価する視点も不十分でした．

　さらに，健康づくり施策の中心として活躍すべき保健師や管理栄養士等の人材育成や，エビデンスにもとづく施策展開の基盤となるデータの収集，整備もさらなる充実・強化を図る必要があると強調されました．

　肥満（とくに男性）および糖尿病の増加を抑制し，上記の課題を解決するために，健康づくりの普及・啓発のポピュレーションアプローチとしてメタボリックシンドロームの概念を導入すること，また，ハイリスクアプローチとして特定健診・保健指導を導入することが中間評価後に決定しました．具体的には2008年度比で，2015年度までに糖尿病有病者，メタボリックシンドローム該当者・予備群を25％減少し，それに伴い中長期的に医療費適正化，および国民の生活の質の向上をめざします．

　現在，メタボリックシンドロームは国民の多くに周知されており，その概念導入は成功したと言えるでしょう．それに加えて，エクササイズガイドや食事バランスガイド等を普及し，都道府県の健康増進計画を改定して，継続的な健康づくりに取り組む必要があるでしょう．

■ 健康日本21（第二次）の展開

　健康日本21（第二次）は健康日本21の最終評価を踏まえて課題を抽出し，それらを反映させて2013年度から開始しました．

　健康日本21は具体的な数値目標を掲げての施策であり，その実現をめざした活動がおのずと生まれるはずでしたが，日本人の生活習慣の変化や，健康増進の具体的な取り組みが不十分だったことなどから，生活習慣病に関連する数値目標の中には悪化したものもありました．

　健康日本21の9分野約70項目の目標は，その数の多さゆえ目標の関係性がわかりにくい面もありました．これを踏まえ，健康日本21（第二次）では目標の相互関係がわかるように，分野ごとに全体像が示されています．たと

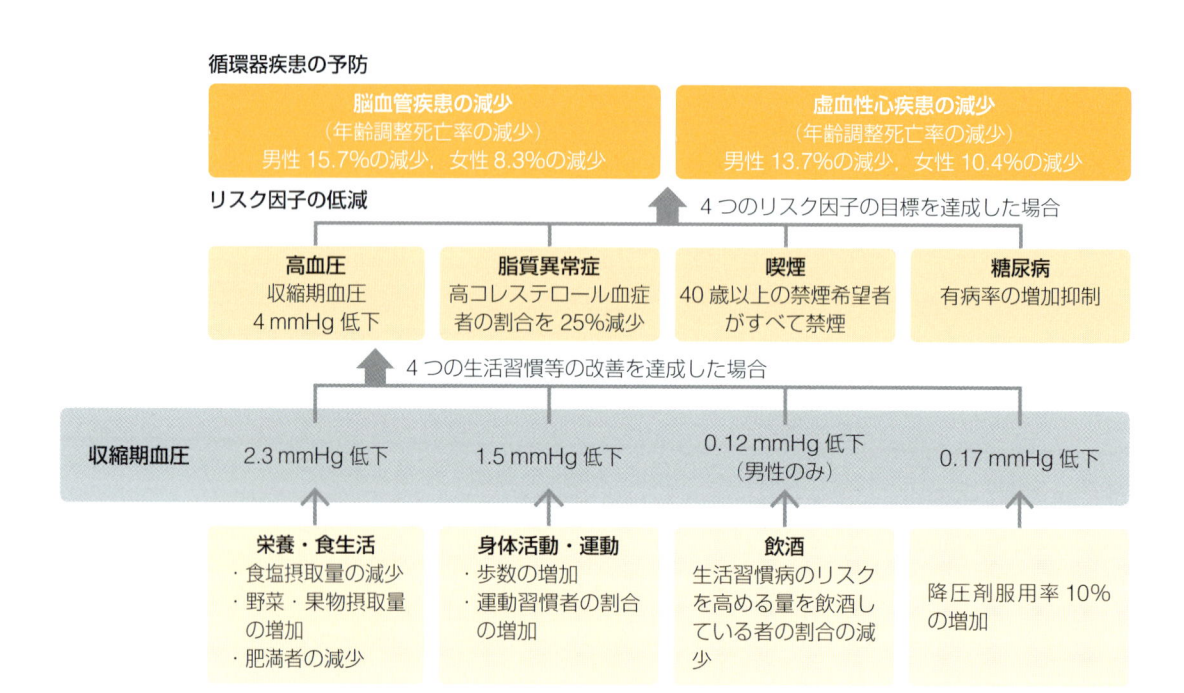

I 健康日本21（第二次）との関係

循環器疾患の予防

脳血管疾患の減少	虚血性心疾患の減少
（年齢調整死亡率の減少） 男性15.7％の減少，女性8.3％の減少	（年齢調整死亡率の減少） 男性13.7％の減少，女性10.4％の減少

リスク因子の低減　　　↑　4つのリスク因子の目標を達成した場合

高血圧	脂質異常症	喫煙	糖尿病
収縮期血圧 4 mmHg 低下	高コレステロール血症者の割合を25％減少	40歳以上の禁煙希望者がすべて禁煙	有病率の増加抑制

↑ 4つの生活習慣等の改善を達成した場合

収縮期血圧	2.3 mmHg 低下	1.5 mmHg 低下	0.12 mmHg 低下 （男性のみ）	0.17 mmHg 低下

栄養・食生活	身体活動・運動	飲酒	
・食塩摂取量の減少 ・野菜・果物摂取量の増加 ・肥満者の減少	・歩数の増加 ・運動習慣者の割合の増加	生活習慣病のリスクを高める量を飲酒している者の割合の減少	降圧剤服用率10％の増加

生活習慣等の改善

厚生科学審議会地域保健健康増進栄養部会，次期国民健康づくり運動プラン策定専門委員会：健康日本21（第2次）の推進に関する参考資料．p.41，2012より一部改変

図1-1　目標設定の例：循環器

えば図1-1は循環器の目標設定の考え方を示しています。上位目標（循環器疾患の予防）のためには，下位目標（リスク因子の低減，生活習慣の改善）に取り組まなければならないということが具体的な数値をもって表されています。この図は，主に疫学的なエビデンスにもとづいて作成されています。

健康日本21（第二次）において，特定健診・保健指導に関連した要点を以下にまとめます（図1-2）。

①特定健診・保健指導のデータ分析の重要性

健康日本21（第二次）では，特定健診・保健指導のメリットを生かし，その取り組みを着実に推進することが求められています。

個々人のメリット

データ分析による，個々人のメリットには以下のようなものがあります。
まず，各自が自分の生活習慣病の保有リスクを理解できるようになることです。ただし，結果通知票に示された数字を各自が保有リスクとしてとらえられるようにするには，保健指導の場面で結果を返すときに，対象者が理解

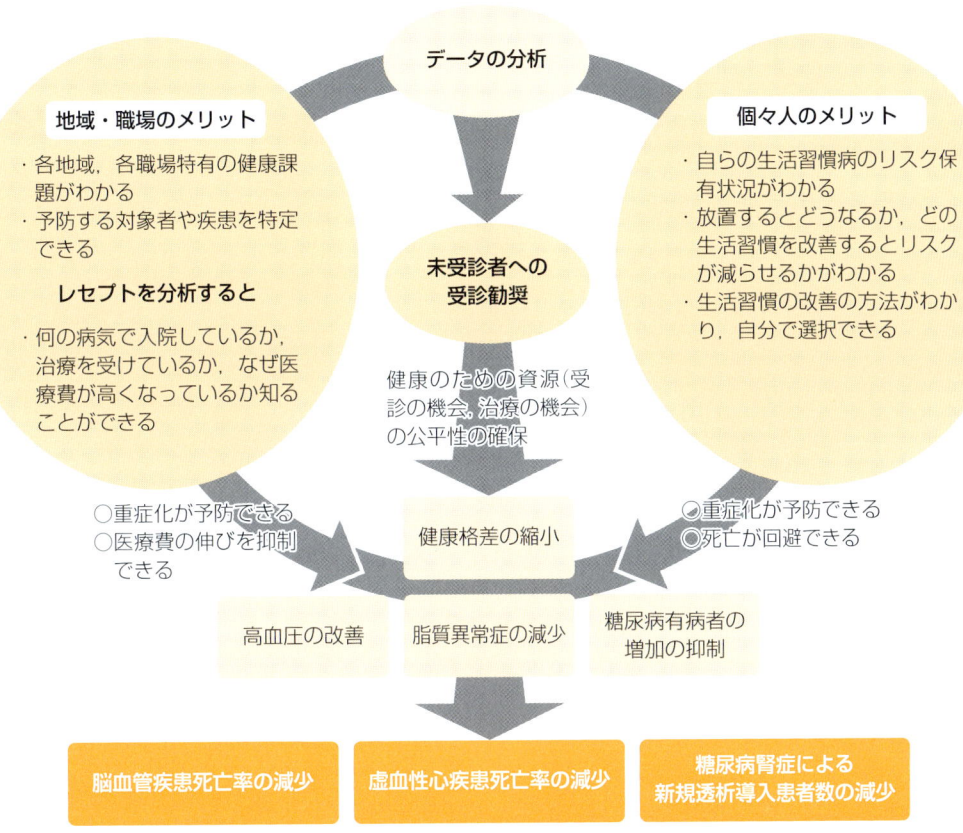

特定健診・保健指導実施率の向上

データの分析

地域・職場のメリット
- 各地域，各職場特有の健康課題がわかる
- 予防する対象者や疾患を特定できる

レセプトを分析すると
- 何の病気で入院しているか，治療を受けているか，なぜ医療費が高くなっているか知ることができる

○重症化が予防できる
○医療費の伸びを抑制できる

個々人のメリット
- 自らの生活習慣病のリスク保有状況がわかる
- 放置するとどうなるか，どの生活習慣を改善するとリスクが減らせるかがわかる
- 生活習慣の改善の方法がわかり，自分で選択できる

○重症化が予防できる
○死亡が回避できる

未受診者への受診勧奨

健康のための資源(受診の機会，治療の機会)の公平性の確保

健康格差の縮小

高血圧の改善　脂質異常症の減少　糖尿病有病者の増加の抑制

脳血管疾患死亡率の減少　虚血性心疾患死亡率の減少　糖尿病腎症による新規透析導入患者数の減少

厚生労働省健康局：標準的な健診・保健指導プログラム【改訂版】．p.3，2013 より一部改変

図1-2　特定健診・保健指導と健康日本21（第二次）

できるように工夫することが必要です．具体的には，自分の生活習慣病のリスク保有状況，そのリスクを放置することの結果，リスクを減らすために改善すべき生活習慣，生活習慣の改善のための方法を理解することと，その方法を自分で選択できるようにすることです．

改訂版では，健診結果から身体状況を理解し，生活習慣との関連が理解できる内容の保健指導を求めています．健診結果を速やかに返し，対象者が行動変容を自ら選択できるように促し，継続・実践できるような保健指導が必要です．また，リスクをもっていない層にも不適切な生活習慣を改めることを促す保健指導や情報提供は必要です．

これらの結果として，重症化の予防や死亡の回避が期待できます．重症化とはリスクを保有している状態を続けることで，重篤な病気になること・高額医療の適応になることを示します．個々人に着目し，比較的軽度な段階から保健指導を行うとともに，重症糖尿病や重症高血圧などのハイリスクな患

者に対しては確実に医療につなぐことが重症化予防のポイントです。

地域・職場のメリット

　地域・職場におけるデータ分析のメリットとしては，地域・職場に特有の健康課題を把握することができ，予防すべき対象者や疾患を特定できることが挙げられます。また，レセプトを分析することで，どの病気が入院の原因となり，なぜ医療費が高額化するのかがわかり，重症化予防による医療費の抑制が期待できます。

　たとえば，人工透析の原因としてはまず糖尿病が想起されますが，レセプトで透析患者の基礎疾患を確認すると，集団によっては高血圧が基礎疾患である透析患者が多いかもしれません。重要な基礎疾患への対策によって医療費の増加を抑制することができると考えられます。

②健診受診率の向上と未受診者対策の強化

　前述のように，循環器疾患の予防のためには，高血圧・脂質異常症・喫煙および糖尿病の4つのリスク因子の改善が重要です。特定健診・保健指導では，主にハイリスクアプローチとして，これらのリスク因子の改善をめざしています。しかし，市町村国保や国保組合，全国健康保険協会の受診率は約30％と低く，国全体での受診率でも40％弱程度であり，国民の一部にしか介入できていません。

　改訂版 p.228 の様式6-10（図1-3）を利用することで，特定健診の受診者数や特定保健指導の利用者数を確認できます。脳血管疾患・虚血性心疾患・人工透析を減らすうえで，未受診者が多ければいくら特定健診・保健指導に注力しても全体として改善しないことが認識でき，受診率向上のための取り組みが必須であることがわかります。

　特定健診・保健指導の受診率・実施率が低い状態では，一部の住民にしか介入ができず，生活習慣病のコントロール不良の人が多数となることは自明です。図1-3で気づくべきことは「人数が多くリスクが高いところから病気が多発する」ということです。

③健康格差の縮小

　職域・地域間で，受診率が低いところと高いところでは健康状態に違いがあるかもしれません。他の地域・職域と比較することでどのようなリスク因子が多いのかが明らかになります。健康格差の縮小のためには，差が生じる理由を見出して適した対策を行う必要があります。

特定健診・保健指導制度の策定

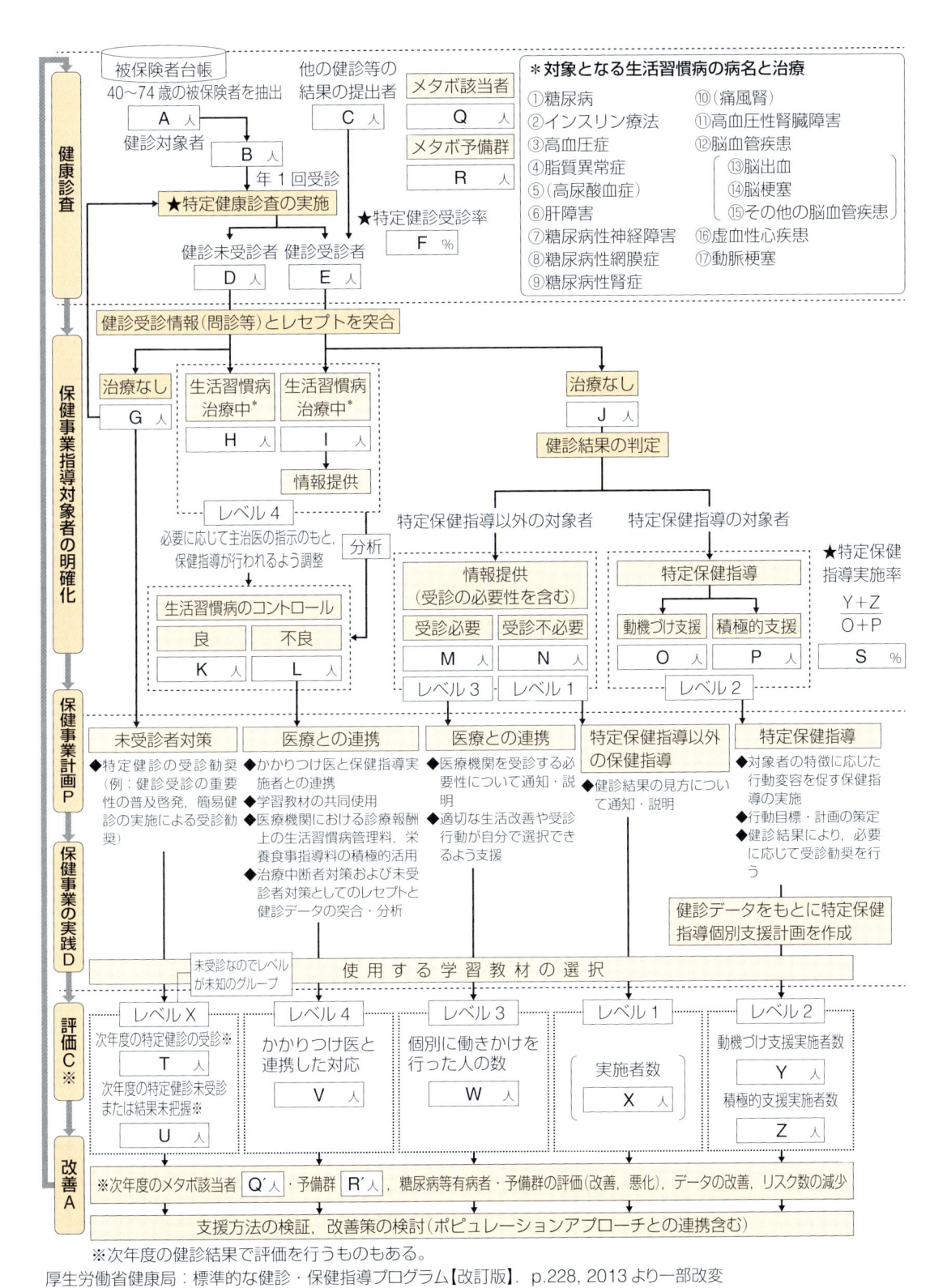

図1-3　様式6-10：糖尿病等生活習慣病予防のための健診・保健指導

厚生労働省健康局：標準的な健診・保健指導プログラム【改訂版】．p.228, 2013より一部改変

I 健康日本21（第二次）との関係

　健康格差は地域，職種，性・年齢などあらゆるところに存在します。レセプトと特定健診・保健指導データを組み合わせて分析を行い，受診率やリスク因子の比較をすることでこれを明らかにしていきましょう。

　健診を受診している者と比較して，未受診者は健康状態が悪い傾向があり，健診受診率を上げること自体が健康格差の縮小につながると考えられます。とくに40～50代の働き盛りの男性の受診率が低く，保険者が重点的に受診勧奨をする必要があります。特定保健指導の対象ではない層でも，職場によってはリスク保有者が多いことが考えられます。そのような層にも積極的に独自の保健指導を実施することが望ましいでしょう。

＊

　データ分析を実施するうえでは，集計と分析は別物だという点に注意してください。集計は言わば改訂版の様式などを作ることであり，分析はその様式や集計結果から課題を読み取る作業です。集計結果から課題を読み取ることは，保健師や管理栄養士といった専門職の重要な役割です。今までは分析の前段階の集計の技術的難しさが障壁となっていましたが，国保データベース（KDB）などのシステムを使えば集計は容易になります。専門職として，このようなシステムを積極的に活用して集計結果を読み取ること，つまり分析することに注力しましょう。

II

受診勧奨の具体的な方法

効果的な受診勧奨

特定健診の2つの目的

■ 保健指導の実施

　特定健診・保健指導制度が開始される前までは，健診受診者の重症度に応じて保健指導につなげることは重視されていませんでした。健診を受けても保健指導はほとんど実施されない，健診によって疾病に罹患していることが判明しても医療機関受診に確実につながらないといったことが多くありました。健診結果がよかろうと悪かろうとほとんど省みられない状況で，健診が形骸化し，労力と費用に膨大な無駄が生じていました。

　そこで，このような失敗を反省し，予防施策として特定健診・保健指導が導入されました。本制度が開始した当時の厚生労働省の担当者は「従来の老人保健事業では，個別疾患の早期発見・治療が主な目的であったが，特定健診・保健指導では，健康診査により，生活習慣の改善が必要な者を抽出し，保健指導を実施することにより，生活習慣病を予防することを目的にしている」と言っていました。すなわち，特定健診の目的の1つは「保健指導が必要な人を抽出するためのスクリーニング」ということで，保健指導の実施が大前提になっています。

■ 医療機関につなぐ

　特定健診・保健指導のもう1つの目的は「対象者を医療機関につなぐ」ということです。特定健診によって個別疾患の早期発見を行い，医療機関につなげて治療を開始できなければ本制度の意義は半減してしまいます。ですから，対象者の医療機関への受診勧奨は非常に重要な作業になります。改訂版p.29の「特定健診の結果，医療機関を受診する必要があると判断された者については，医療機関への受療行動に確実に結びつくようなフィードバックが

必要である」という記述を見逃してはいけません。本制度における「保健指導の実施」を忘れている人はいませんが，「医療機関への受診勧奨」への認識が弱い現場の保健師・管理栄養士は少なからずいるようです。第二期では保健指導の実施と同等に「医療機関につなぐ作業」を認識し，効率よく実施しなければなりません。

　なお，特定健診の結果が受診勧奨判定値以上であろうとなかろうと，健診結果やその他の必要な情報は健診受診後速やかにすべての対象者にわかりやすくフィードバックしなければなりません。時間が経過すればするほど対象者の関心は低下します。可能な限り時間を空けないで実施しましょう。

受診勧奨のポイント

■受診勧奨の進め方

　特定健診の結果が受診勧奨判定値以上であった場合，第一期の特定健診・保健指導では単純にその結果通知を郵送で済ませていたかもしれませんが，すでに制度開始以来5年以上経過しているのですから，有効な受診勧奨の結果通知をしなければなりません。改訂版では「通知だけにとどめてはいけない」と明言しています。組合健保や市町村国保であったり，健診受診者数の大小があったり，さまざまな背景をもつ保険者がいます。可能な限り受診勧奨判定値以上の対象者には面談や結果説明会などを実施し，改訂版p.84からのフィードバック文例集を活用し，健診結果の数字がどのような意味をもつかを説明し，確実に医療機関を受診するように促すべきです。

　面談や説明会において対象者と話し合いができるならば，工夫しながら受診勧奨を進めましょう。たとえば，対象者が治療を中断している場合，または受診に前向きでない場合には，医療機関受診の必要性の説明に終始するのではなく，本人の考え方，受けとめ方，とりまく環境などについて情報収集し，本人に一定の共感を示しながら，医療機関受診を阻害している要因を1つずつ解きほぐすように支援しましょう。また，「いつまでに」受診するかといった約束をすることや，受診したらその内容や治療方針などを連絡してほしいと伝えることで，対象者の中で受診に対する意識が高まります。

　しかしながら，人口規模の大きな自治体の国保や協会けんぽでは，受診勧奨判定値以上の対象者の人数が膨大になります。そのため，受診勧奨判定値以上の結果であったこと，医療機関に受診すべきことを郵送で通知するのみになり，対象者との面談の実施は物理的に不可能かもしれません。おそらく，

II 受診勧奨の具体的な方法

表 2-1　受診勧奨のポイント

面談を実施する
- 共感を示す
- 改訂版のフィードバック文例集を活用する
- 「いつまでに受診するか」を約束する
- 「受診されたらその内容を教えてください」と伝える

結果説明会を開催する
- 中～小規模の結果説明会を複数回開催し，検査値の臨床的意味をわかりやすく解説する
- 可能ならば個別面談を実施する

通知を工夫する
- 健診結果のみの通知にしない
- 結果のわかりやすい説明書や医療機関の情報提供書も同封する
- 受診確認用往復はがきやFAX用紙を同封する

受診勧奨台帳の作成
- 医療機関受診の有無の確認用として作成する
- 確認や対象者把握をシステム化する
- 重症化予防の管理に活用する

前述の内容は簡単にはできないでしょう．しかし，その場合でも単純に「受診勧奨判定値以上ですので医療機関に受診してください」だけでは済まさず，詳細でわかりやすい説明文章(改訂版のフィードバック文例集の利用など)の同封や，中規模の人数ならば健診結果の説明会を開催するなど，医療機関への受診勧奨の通知方法にはさまざまな工夫を試みるべきです．

第二期では，これまでおざなりになりがちであった「受診勧奨」の改善に真剣に取り組みましょう．**表 2-1**に受診勧奨のポイントをまとめました．受診勧奨は本制度の2つの主目的の1つなので，必ず有効な体制の構築を行いましょう．

■受診勧奨の実態調査から学ぶ

改訂版 p.58 には医療機関への受診勧奨判定値が掲載されており，これに従って受診勧奨を行います．たとえばHbA1cが6.5%以上であれば，対象者に対して医療機関への受診勧奨が制度上は行われることになります(すでに治療が開始されている患者を除きます)．筆者らは医療機関への受診勧奨の実態について全国規模で調査を行いました[1]．よりよい受診勧奨の方法を考えるうえで役立ちますので，その結果を紹介しつつ，有効で具体的な方法を検討してみましょう．

この実態調査は2012年9月から2013年3月に実施しました．対象者(質問票の回答者)は，8県1府の市町村(合計228市町村)で実際に保健指導をしている保健師または管理栄養士です(1市町村1回答)．

| とくにせず一律に
受診勧奨している 43.7% | 重症と思われる
人のみ 29.4% | 26.9% |

学会ガイドライン値にもとづき重症度別に判断して受診勧奨している

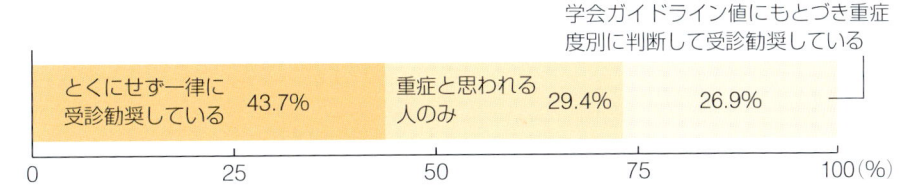

特定健診・保健指導における地域診断と保健指導実施効果の包括的な評価および適切な制度運営に向けた課題克服に関する研究班：受診勧奨の実態調査結果概要，平成24年度厚生労働科学研究．p.3, 厚生労働省，2012より作成

図2-1　受診勧奨の選定方法の状況

　調査では，まず「該当者に医療機関への受診勧奨する際に重症度別に受診勧奨を実施しているか」を聞きました．その結果，約44％が重症度別に行わず一律に受診勧奨していると回答し，約30％が重症と思われる人のみに受診勧奨し，残りが学会ガイドラン値にもとづき重症度別に受診勧奨していました（図2-1）．

規模に応じた対応

　このような結果でしたが，現場の人々の話からさまざまな背景が見えてきました．医療機関への受診勧奨で大〜中規模の対象者数を抱える市町村国保や組合健保では，単純に改訂版の判定値の数字にもとづくと相当数が該当するために物理的に対応が難しく，絞り込むには重症者と思われる人のみ，あるいはガイドラインに従って医療機関への受診勧奨者を選定している，という声が多くありました．

　おそらく，該当者が小規模である場合は一律に受診勧奨を行い，大〜中規模の受診勧奨の該当者数を抱える場合は重症度別に行っているという実態を反映しているのかもしれません．

対象者の追跡

　次に「対象者が医療機関を受診したか否かを確認していますか」を尋ねました．これまで対象者が必ずしも医療機関に橋渡しされていないことが指摘され，医療機関の診療も受けず，かつ保健指導やサポートも受けない対象者が少なからずいることが問題となっていたからです．

　受診の有無の確認に関する調査結果では，6割弱の市町村で対象者が受診したか否かを確認していないことが明らかになりました（図2-2）．すなわち，制度上では特定健診でハイリスク者を抽出し医療機関での診療につなげるシステムですが，かなりの対象者が受診しているか否か不明のまま放置されている可能性が示されました．もし受診していない人がいるならば，予防（保

II 受診勧奨の具体的な方法

確認していない 56%
確認している 44%

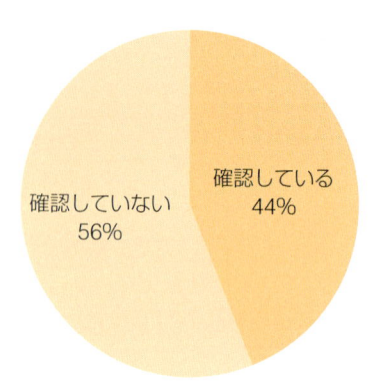

N＝228 市町村（秋田県，宮城県，千葉県，群馬県，滋賀県，京都府，広島県，高知県，宮崎県）

特定健診・保健指導における地域診断と保健指導実施効果の包括的な評価および適切な制度運営に向けた課題克服に関する研究班：受診勧奨の実態調査結果概要，平成24年度厚生労働科学研究．p.4，厚生労働省，2012より作成

図 2-2　受診勧奨の該当者に医療機関受診の有無を必ず確認しているか

健指導）と医療（診療）の網から対象者が漏れてしまいます。せっかく特定健診受診率を高めようと奮闘し地域の健康状態を把握し，同時に診療が必要な人を抽出し医療機関につなげるために受診勧奨を実施するわけですが，医療機関への受診が確実に実施されたか否かが確認されていないことが明らかになりました。

　これは言い換えれば穴の開いたチューブに一生懸命に空気を入れている状態と同じです。このような「漏れ」がある場合は，生活習慣病の有病率の減少や医療費適正化の改善は難しいでしょう。

　よって対象者が医療機関を受診したか否かは必ず確認すべきです。たとえば，受診勧奨者用の台帳を作成して受診の有無についてフォローアップをしましょう。対象者への電話や電子メール，または往復葉書でもよいでしょう。最近では，レセプトを活用して医療機関受診の有無をチェックしてフォローアップを行っている保険者が多くなってきているようです。第二期には8割から9割の保険者が，受診勧奨した人の受診の有無を必ず確認している状況が期待されます。至急，受診確認のシステム化を図りましょう。

適切な受診勧奨

　そして「医療機関への受診勧奨の対象になった人にどのくらいの回数の受診勧奨を行うか」という問題があります。どの保険者であっても何回くらい勧めるべきか迷いがあり，受診勧奨の対象者にしつこく何度も受診を勧めると嫌がられ，かといって1回でやめると受診しないのではないかと思ってしまいます。現場ではどの程度の受診勧奨を行っているかについても前出の調

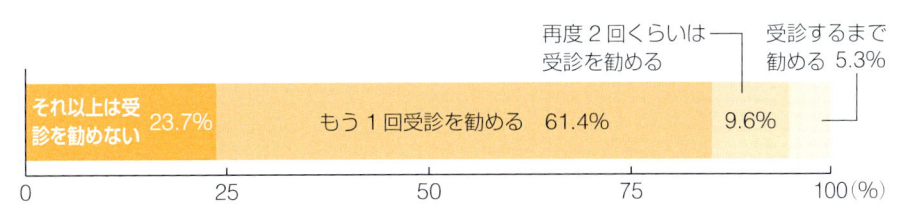

| それ以上は受診を勧めない 23.7% | もう1回受診を勧める 61.4% | 再度2回くらいは受診を勧める 9.6% | 受診するまで勧める 5.3% |

特定健診・保健指導における地域診断と保健指導実施効果の包括的な評価および適切な制度運営に向けた課題克服に関する研究班：受診勧奨の実態調査結果概要，平成24年度厚生労働科学研究．p.4，厚生労働省，2012より作成

図2-3 医療機関を受診していない場合の対応

査と同時に聞いた結果が図2-3です。その結果，約24%が再度の受診勧奨をしていませんでした。2回受診勧奨をしている市町村が6割，3回が1割でしたので，7割は医療機関への受診勧奨を複数回実施していました。

今回の結果から考えると，最初に受診勧奨を行って，受診していないとわかった時点からさらに1〜2回は受診勧奨を行うべきでしょう。それ以上はしないという保健師は1/4近くおり，理由を聞くと「複数回にわたって連絡すると，しつこいと苦情を言われるのがつらい」ということでした。しかし，地域保健分野の仕事は臨床分野とは違って結果が伴うのに長い時間がかかる仕事です。苦情や不平を言われながらも最終的には感謝される，ということを信じて取り組みたいところです。

受診勧奨台帳の利用

本制度開始当初から医療機関への受診勧奨者の管理を実施している保険者や，昔から重症化予防に重点を入れている保険者は，いわゆる受診勧奨台帳の活用は日常活動の一環になっています。そうした活動をしていない保険者にしてみると，一体どのように受診勧奨台帳を作成し管理すればよいのか悩むと思います。

図2-4と図2-5は，ある2つの市町村国保で使用されている受診勧奨者台帳です。エクセルシートによって簡単な書式で作成されていますが，両者ともに特徴があり使いやすい台帳です。受診勧奨台帳には氏名や住所などの個人情報に加えて，図2-4にあるように受診勧奨の確認の有無（レセプト活用ならば確認時期），日付，連絡方法（1回目通知者・2回目通知者など），医療機関の受診日，医療機関の対応状況（検査・治療・薬剤など），今後のフォロー方法などが記載されている内容であればよいでしょう。図2-5は疾病ごとに台帳を作成している例です。訪問して受診勧奨を行い，その時の状況や本人の反応，訪問の結果などを記載する欄を設定しています。

これらの例にあるように最低限の必要な項目を設定し，また自分たちが知

II 受診勧奨の具体的な方法

名前	受診勧奨対策	レセプト確認時期	支援担当	確認	報告・確認日	方法	受診日	医療機関名	状況	服薬内容	備考	1回目通知者	2回目通知者	地区担当確認者
	受診勧奨	2013年9月		未					4. 受診なし					
				未										
	受診勧奨			済	H25.9.25	支援時に把握	H25.9		1. 定期的な検査					
				未										
				未										
				未										
				未										
	受診勧奨	2013年11月		未										
	受診勧奨			済	H25.10.28	電話で確認	H25.9下旬		2. 治療開始（薬あり）	脂質異常症				
	受診勧奨	2013年10月		済	H25.12.12	自ら報告	H25.12		2. 治療開始（薬あり）	糖尿病				
	受診勧奨			済	H25.8.19	支援時に把握	H25.7.29		1. 定期的な検査					
	受診勧奨			未	H25.9.25	電話で確認	以前から		1. 定期的な検査					
	受診勧奨	2013年9月		未					受診なし					

図 2-4　受診勧奨台帳の例①

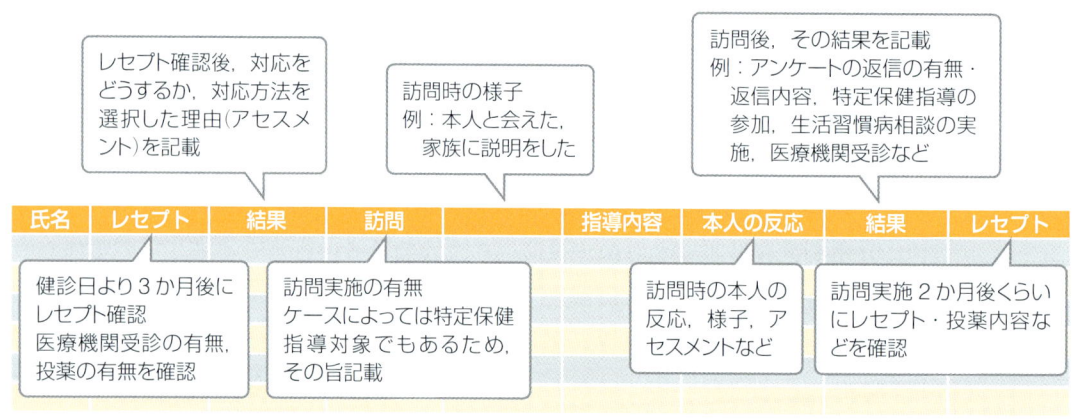

図 2-5　受診勧奨台帳の例②

（吹き出し）
- レセプト確認後，対応をどうするか，対応方法を選択した理由（アセスメント）を記載
- 訪問時の様子　例：本人と会えた，家族に説明をした
- 訪問後，その結果を記載　例：アンケートの返信の有無・返信内容，特定保健指導の参加，生活習慣病相談の実施，医療機関受診など

氏名	レセプト	結果	訪問		指導内容	本人の反応	結果	レセプト

- 健診日より3か月後にレセプト確認　医療機関受診の有無，投薬の有無を確認
- 訪問実施の有無　ケースによっては特定保健指導対象でもあるため，その旨記載
- 訪問時の本人の反応，様子，アセスメントなど
- 訪問実施2か月後くらいにレセプト・投薬内容などを確認

りたいことを記入する欄を盛り込むとよいでしょう。受診勧奨台帳を作成していなかった保険者は早急に作成し，対象者の「予防」から「医療」への橋渡しのマネジメントを効率よく実施しましょう。

●参考文献

特定健診・保健指導における地域診断と保健指導実施効果の包括的な評価および適切な制度運営に向けた課題克服に関する研究班：受診勧奨の実態調査結果概要．平成24年度厚生労働科学研究．厚生労働省，2012
http://www.mhlw.go.jp/stf/shingi/2r9852000002rng5-att/2r9852000002rno3_1.pdf

非肥満者への対応

非肥満者への対応の必要性

　保健活動に従事している人の現場感覚では，非肥満者でも血圧が高い人や血糖値が高い人が相当数いるので何とか対応しなければ，という認識は強かったと思います。2008年から5年間の第一期の間に筆者もさまざまな場面で「非肥満者への対応はどうすればよいか」と随分と相談されました。こうした現場からの声に加えて，論文（大橋：2011）でも非肥満者への対応の必要性を指摘しています[2]。その論文は，メタボリックシンドロームを構成するリスク因子の累積と脳卒中発症の関連に肥満の有無が影響を与えているかを検討したもので，図2-6からも肥満群（■と■）からよりも非肥満群（■と■）から多くの脳卒中発症者がいることがわかります。欧米諸国に比べて日本人は非肥満者が多いため，非肥満群でリスク因子をもつ人たちに対して保健指導をすることが脳卒中発症者数を減少させるうえで有効である，ということを示唆するものです。特定健診・保健指導制度は，肥満者を対象にした生活習慣病対策ですので，非肥満者は保健指導や受診勧奨の対象に含まれません。こうした現場感覚や学術論文のエビデンスにもとづいて，第二期では非肥満者への対応を打ち出したわけです。

非肥満者対策の方法

　では，非肥満者への対応はどのように進めていけばよいでしょうか。保険者の種類や対象者数などによってその方法はさまざまです。ここでは改訂版の趣旨に従った方法を解説します。
　これまで非肥満者への対応をまったくしてこなかった保険者は，特定健診データを分析して，表2-2の①および②（■，■）にそれぞれ非肥満者が何人いるかをカウントし，自らの対応能力に照らし合わせて，どの程度の関与

II 受診勧奨の具体的な方法

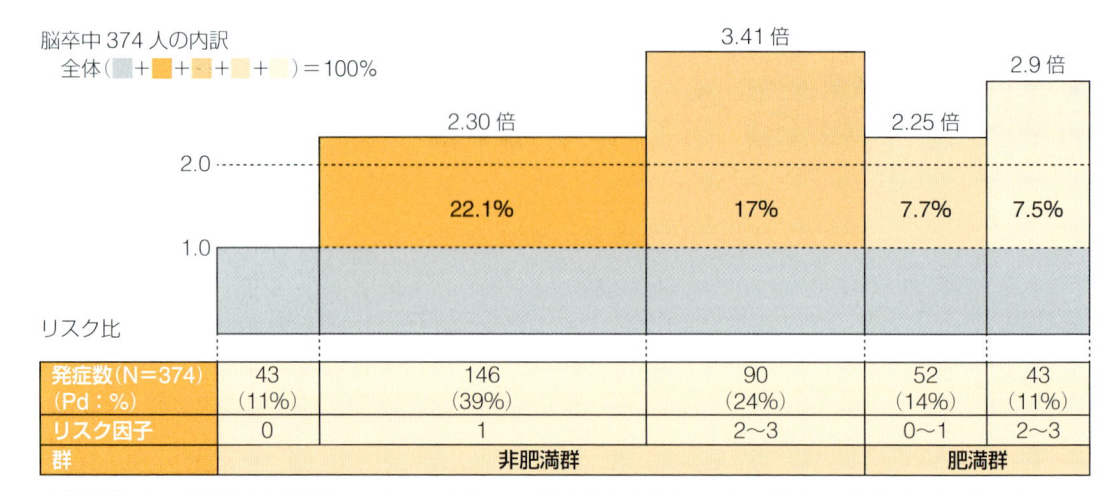

脳卒中 374 人の内訳
全体（■+■+■+■+□）= 100%

リスク比			3.41 倍		2.9 倍
		2.30 倍	17%	2.25 倍	7.5%
2.0		22.1%		7.7%	
1.0					

発症数(N=374) (Pd：%)	43 (11%)	146 (39%)	90 (24%)	52 (14%)	43 (11%)
リスク因子	0	1	2～3	0～1	2～3
群	非肥満群			肥満群	

大橋靖雄ほか：肥満を含む循環器リスクファクターの重積と脳卒中発症リスクの検討，日本動脈硬化縦断研究（JALS）0 次統合研究[2]より一部改変

図 2-6　肥満の脳卒中への人口寄与割合

表 2-2　脂質異常の健診判定と対応

健診判定			対応	
			肥満者の場合	非肥満者の場合
異常 ↑↓ 正常	受診勧奨判定値を超えるレベル	LDL ≧ 180 mg/dL または TG ≧ 1,000 mg/dL	①すぐに医療機関の受診を	
		140 mg/dL ≦ LDL < 180 mg/dL または 300 mg/dL ≦ TG < 1,000 mg/dL	②生活習慣を改善する努力をしたうえで，数値が改善しないなら医療機関の受診を	
	保健指導判定値を超えるレベル	120 mg/dL ≦ LDL < 140 mg/dL または 150 mg/dL ≦ TG < 300 mg/dL または HDL < 40 mg/dL	③特定保健指導の積極的な活用と生活習慣の改善を	④生活習慣の改善を
	基準範囲内	LDL < 120 mg/dL かつ TG < 150 mg/dL かつ HDL ≧ 40 mg/dL	⑤今後も継続して健診受診を	

厚生労働省健康局：標準的な健診・保健指導プログラム【改訂版】．p.88，2013 より一部改変

が可能か検討しましょう。とくにオレンジゾーン*（表 2-2 ② ■）の該当者は相当な数に上る場合があり，対応できる現実的な人数を把握すべきです。これが最初のステップになります。表 2-2 は改訂版 p.88 にある脂質異常の対応表です。これを例にとって非肥満者の具体的な対応方法の手順を解説しますが，血圧高値や血糖高値でも基本は同じです。

＊改訂版 p.84 からのフィードバック文例集の分類の表では「受診勧奨判定値を超えるがすぐに医療機関を受診させる値ではないレベル層」の部分がオレンジ色で示されているため，こう呼ばれる。

■ レッドゾーンの対応(表 2-2 ①)

　レッドゾーン(■)にいる非肥満者と肥満者への対応はともに「すぐに医療機関の受診を」となっていますが，フィードバック文例集に記載されているように，LDL ≧ 180 mg/dL では 100 mg/dL 未満の人に比べて 3～4 倍心筋梗塞にかかりやすく，TG ≧ 1,000 mg/dL では急性膵炎になる危険性があり，絶対に放置はできません。すなわち，レッドゾーンの非肥満者と肥満者は文字どおり「すぐに医療機関を受診させなければならない」対象者であり，「非肥満者は制度の義務対象ではないから対応しない」ではなく必ず受診勧奨を行うべきです。概して，対象人数はそれほど多くはないので，受診の有無の確認とフォローを行う必要があります。重症化予防の観点からも，レッドゾーンでは非肥満者であっても医療機関を必ず受診させ，本人，保険医療機関，保険者(保健師など)の三者間のきめ細かな連絡や意思疎通を図りましょう。

■ オレンジゾーンの対応(表 2-2 ②)

　オレンジゾーン(■)ですが，レッドゾーン(■)と同様に非肥満者と肥満者への対応はともに同じ文言になっています。また制度上は受診勧奨判定値を超えています。対象人数や，保険者側のスタッフの労力や時間などの対応能力に問題がないならば，非肥満者でも肥満者と同様に対応すべきでしょう。しかし，オレンジゾーンでは肥満者に非肥満者を加えると対象者がかなりの人数に上り，物理的に保険者の対応能力を超えてしまう場合も多くありますので工夫が必要です。

　オレンジゾーンは緊急に医療機関を受診しなければならないレベルの重症度ではなく，表 2-2 には「生活習慣を改善する努力をしたうえで，数値が改善しないならば医療機関の受診を」と記載されています。フィードバック文例集に「もしあなたが糖尿病，慢性腎臓病，心血管病などをもっている場合は，動脈硬化が進行している可能性が高く，いっそう心筋梗塞などになりやすい状態と考えられますので，ぜひ医療機関で再検査を受けてください」とあり，非肥満者であってかつ糖尿病，慢性腎臓病，心血管病などをもっている場合には受診勧奨の対象者にしましょう。あるいは，地域保険者であれば地域診断を実施し，罹患率や有病率が多い疾患を同定しその疾患のリスク因子をもつ非肥満者にターゲットを絞ってもよいでしょう。

　職域保険者であれば職場で多い疾患に関連するリスク因子をもつ非肥満者への対応をすべきでしょう。ここでは脂質異常症を例にとりあげましたが，血圧高値であれば改訂版 p.87 の「他のリスク：高齢(65 歳以上)，喫煙，脂質

異常症(HDL < 40 mg/dL，LDL ≧ 140 mg/dL，TG ≧ 150 mg/dL)，肥満(BMI ≧ 25)(とくに腹部肥満)，メタボリックシンドローム，若年(50歳未満)発症の心血管病の家族歴」を，非肥満者の受診勧奨の対応基準に組み入れてもいいでしょう。なお，血糖高値に関する対応分類表にはオレンジゾーンがありません。

■ イエローゾーンへの対応(表2-2 ④)

イエローゾーン( )の非肥満者に健診結果を通知する際には，フィードバック文例集の文言や生活習慣改善の注意事項(食事面や運動面で実施すべきこと)がわかりやすく書かれた説明書を必ず同封しましょう。非肥満者において血圧，脂質，血糖，尿蛋白，血清クレアチニン，尿酸の検査結果で，保健指導判定値を超えるレベルや境界域レベルでは，結果の郵送のみの通知では不十分です。

*

受診勧奨の具体的な方法についてまとめると，特定健診・保健指導の義務対象者は肥満者であり，改訂版の p.84～102 の「健診結果とその他必要な情報の提供(フィードバック)文例集」の対応表の① ，② ，③ ，⑤ の対応が基本です。非肥満者はレッドゾーンの該当者では必ず医療機関を受診させ，オレンジゾーンの該当者では保険者の対応能力やリスク因子評価などから独自に基準を設定して受診勧奨の対応を行います。④イエローゾーンや尿蛋白，尿酸などに関しては前述したとおりです。

● 参考文献

1) 特定健診・保健指導における地域診断と保健指導実施効果の包括的な評価および適切な制度運営に向けた課題克服に関する研究班：受診勧奨の実態調査結果概要．平成24年度厚生労働科学研究．厚生労働省，2012.
2) 大橋靖雄，島本和明，佐藤眞一，磯博康，喜多義邦，北村明彦，斉藤功，清原裕，河野宏明，中川秀昭，豊嶋英明，安藤高志，田栗正隆，原田亜紀子，上島弘嗣，日本動脈硬化縦断研究(JALS)グループ：肥満を含む循環器リスクファクターの重積と脳卒中発症リスクの検討．日本動脈硬化縦断研究(JALS)0次統合研究．Japan Arteriosclerosis Longitudinal Study(JALS)．2011.
http://jals.gr.jp/result/2011_58_1007-15.html

III

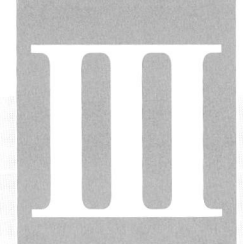

フィードバック文例集 活用の手引き

III フィードバック文例集活用の手引き

フィードバック文例集と対応表の使い方

共通した意義

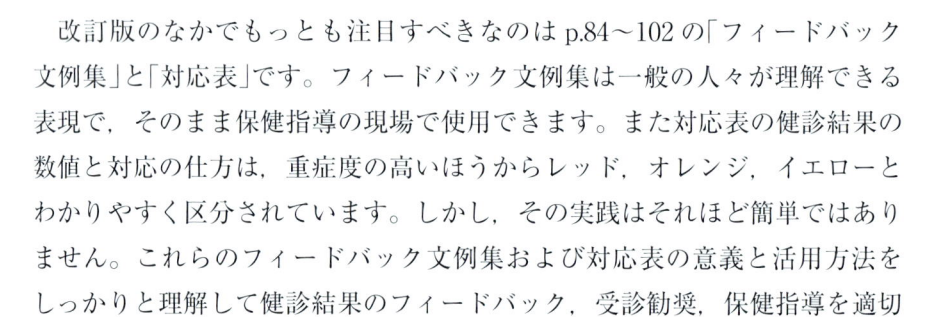

　改訂版のなかでもっとも注目すべきなのはp.84～102の「フィードバック文例集」と「対応表」です。フィードバック文例集は一般の人々が理解できる表現で，そのまま保健指導の現場で使用できます。また対応表の健診結果の数値と対応の仕方は，重症度の高いほうからレッド，オレンジ，イエローとわかりやすく区分されています。しかし，その実践はそれほど簡単ではありません。これらのフィードバック文例集および対応表の意義と活用方法をしっかりと理解して健診結果のフィードバック，受診勧奨，保健指導を適切に行いましょう。

　最初にみなさんが行うべきことは，改訂版p.29～31の「健診結果やその他必要な情報の提供（フィードバック）について」を読み込むことです。わずか2頁半ですが，ここで述べられていることは重要です。健診結果のフィードバックに関する基本的な考え方や受診勧奨値以上の軽症者対応などについて説明しています。

　そして単純に健診結果を受診者に返却するのではなく，生活習慣の改善または維持していくために活用することを求めています。すなわち，「評価と伝達」および「認識と行動」のポイントを押さえて健診結果の通知を有効に使

表3-1　行動変容のポイント

評価と伝達	健診結果の重症度の評価を行い，受診者に対して単純な通知のみに留まらず，検査値が示すリスク因子のレベルをわかりやすく伝達する
	データ説明会などの開催や個人面談により，対象者に健診結果の意味をしっかりと伝達する
認識と行動	検査値が受診勧奨値以上であれば，生活習慣の改善を認識させ，行動変容を促す
	医療機関の受診の必要性がある場合は，面接などにより個々のリスク因子の程度に応じて説明し，認識させる

用し，受診者の生活習慣改善に向けて行動変容を促しましょう（**表 3-1**）。

全国共通の標準化されたデータ解釈と伝達

　2008 年度から開始された特定健診・保健指導は世界でも初めての試みです。そのため手本となる前例がなく，本制度が始動したころは全国の特定健診・保健指導の現場では，準備不足や制度に不慣れなために少なからず混乱があったと思います。とくに深刻な問題は多くの現場で質や量に大きな相違が生じた点です。

　健診結果の説明では「検査値を郵送で通知するのみの保険者」から「個人面談で時間をかけて説明する保険者」に至るまで保険者間で大きな格差が生じてしまい，第一期の課題になりました。改訂版では，こうした点の反省も踏まえてフィードバック文例集と対応表が記載されました。

　健診結果の通知では，前述したように重症度の評価から医療機関の受診に至るまで非常に重要な意義をもつため，全国の保険者間の格差を最小限度に抑え，かつ効率的に正確な内容を伝達する必要があります。すなわち，全国どこでも最新で最良の説明が検査値の重症度に対応して受診者に伝えられる必要があります。

　内容については該当する学術学会（日本高血圧学会，日本動脈硬化学会，日本糖尿病学会，日本公衆衛生学会，日本腎臓学会，日本痛風・核酸代謝学会）の了解を経て正確性を確保しています。フィードバック文例集は全国共通の標準化された正確なデータ解釈の結果提供を可能にする意義も有しています。

　フィードバック文例集には，受診者に健診結果を通知する際に，受診者の検査結果について，その重症度の意味や予後，改善に向けた生活習慣の変容などが記載されているので，対象者との面談などで使用します。郵送通知する場合は検査結果の用紙と同封して提供しましょう。必要に応じて適宜改変して活用してください。フィードバック文例集の文章はパブリックドメインですので公的に使用することができます。保険者であるみなさんがさまざまな工夫を凝らし，たとえば文例集の文言に具体的な生活習慣の改善方法のアドバイスを加えて検査値とともに提供すると効果的でしょう。

III フィードバック文例集活用の手引き

1 血圧高値

レッドゾーンの対応(表 3-2 ①)

　特定健診の測定結果で収縮期血圧 160 mmHg 以上，または拡張期血圧 100 mmHg 以上でⅡ度高血圧に該当し，薬物治療の対象になる範囲をレッドゾーン（■）といい，肥満者，非肥満者の別なくすぐに医療機関受診の必要があります。このゾーンの対象者は，これまでの疫学研究により望ましい血圧レベル（収縮期血圧 120 mmHg 未満，拡張期血圧 80 mmHg 未満）に比べて脳卒中や虚血性心疾患に5倍ほど罹患しやすくなります。特定健診・保健指導の従事者は，このゾーンの対象者が非常にハイリスクであると認識し，早めに受診させるようにしましょう。医療機関へ受診勧奨した場合は，その後対象者が受診したかどうかを必ず確認しましょう。

オレンジゾーンの対応(表 3-2 ②)

　改訂版における大きな変更点は，受診勧奨判定値を超えるレベルにおいて

表 3-2　血圧高値の健診判定と対応の分類

健診判定			対応	
			肥満者の場合	非肥満者の場合
異常 ↑↓ 正常	受診勧奨判定値を超えるレベル	収縮期血圧 ≧ 160 mmHg または 拡張期血圧 ≧ 100 mmHg（Ⅱ度高血圧以上）	①すぐに医療機関の受診を	
		140 mmHg ≦収縮期血圧＜ 160 mmHg または 90 mmHg ≦拡張期血圧＜ 100 mmHg （Ⅰ度高血圧）	②生活習慣を改善する努力をしたうえで，数値が改善しないなら医療機関の受診を	
	保健指導判定値を超えるレベル	130 mmHg ≦収縮期血圧＜ 140 mmHg または 85 mmHg ≦拡張期血圧＜ 90 mmHg	③特定保健指導の積極的な活用と生活習慣の改善を	④生活習慣の改善を
	基準範囲内	収縮期血圧＜ 130 mmHg かつ 拡張期血圧＜ 85 mmHg	⑤今後も継続して健診受診を	

厚生労働省健康局：標準的な健診・保健指導プログラム【改訂版】，p.86，2013 より一部改変

第一期は「受診勧奨判定値以上で医療機関の受診」であったものが、「①すぐに医療機関の受診を（レッドゾーン■）」と「②生活習慣を改善する努力をしたうえで、数値が改善しないなら医療機関の受診を（オレンジゾーン■）」の2つに区分され、よりきめ細かな受診勧奨の区分になった点です。①は前述したとおりこれまでと同じく医療機関を受診させる対応になりますが、②のⅠ度高血圧対象者の対応では生活習慣の改善に一定期間取り組むことを勧めています。

第二期では、このオレンジゾーンにおける保健指導プログラムを新たに準備したほうがよいでしょう。たとえば、オレンジゾーンでも20歳のときと比べて体重が増えた人には減量が有効ですし、体重を増やさないような保健指導は必要です。しかしそれだけでは高血圧に対する保健指導としては不十分であり、とくに減塩や多量飲酒に注意を払う必要があります。オレンジゾーンというⅠ度高血圧に区分された者への対応では、改訂版 p.30 に記述されているように健診機関の医師の判断により、すぐに服薬治療を開始せず保健指導を優先し、生活習慣の改善に取り組む必要があります。そこでは以下のように示されています。

> ※受診勧奨判定値を超えた場合でも、Ⅰ度高血圧（収縮期血圧 140〜159 mmHg, 拡張期血圧 90〜99 mmHg）等であれば、服薬治療よりも、3か月間は生活習慣の改善を優先して行うことが一般的である。このとき、健診結果の通知でフィードバックされた内容を踏まえて生活習慣の改善に自ら取り組むという方法と、生活習慣の改善指導など必要な支援を保健指導として行う方法の2通りが考えられる。（中略）特定保健指導の対象となった者については、各学会のガイドラインを踏まえ、健診機関の医師の判断により、保健指導を優先して行い、効果が認められなかった場合に、必要に応じて受診勧奨を行うことが望ましい。

保健指導の対象のⅠ度高血圧では、すぐに服薬治療を行わず3か月間は生活習慣の改善を行う、と記載されており、方法は大別して「対象者が自分自身で取り組む場合」と「対象者が必要な支援を受けながら取り組む場合」の2つです。すでに現場ではさまざまな工夫が行われていますが、一例として図3-1で具体例を示します。しかし、糖尿病や慢性腎臓病（CKD）を有している場合やほかにリスクがある場合は医療機関につなぐべきでしょう。

■対象者が自分自身で取り組む場合（図3-1 Ⓐ）

この場合の「自分自身で取り組む」は「ご自分でどうぞ」と放置することではありません。フィードバック文例集に記載されているように、自らの生活習

III フィードバック文例集活用の手引き

オレンジゾーン対象者は多いため，保険者で地域診断やレセプト診断から基準を設定し対応すべき対象者を決める。同じ重症者であれば肥満者，非肥満者の順に優先する。

肥満者でリスク因子をもつ対象者

収縮期血圧140～159 mmHg，拡張期血圧90～99 mmHgであっても以下の場合はすぐに医療機関につなげる
- 健診機関の医師の判断がある場合
- 糖尿病，慢性腎臓病，心血管病を有している場合
- 心血管病のリスク因子*，から3つ以上あてはまる場合

*心血管病のリスク因子
- 高齢(65歳以上)
- 喫煙
- 脂質異常症(HDL<40 mg/dL, LDL≧140 mg/dL, TG≧150 mg/dL)
- 肥満(BMI≧25, とくに腹部肥満)
- メタボリックシンドローム
- 若年(50歳未満)発症の心血管病の家族歴

厚生労働省健康局：標準的な健診・保健指導プログラム【改訂版】．p.87, 2013より一部改変

その他のオレンジゾーン対象者

3か月間生活習慣の改善を行う
収縮期血圧140～159 mmHg，拡張期血圧90～99 mmHgで，健診機関の医師の判断により，保健指導を優先し，3か月間は生活習慣の改善を行う
- 糖尿病，慢性腎臓病，心血管病がなく，心血管病のリスク因子*が3つ以上ある場合は，至急かかりつけの医療機関を受診

Ⓐ 対象者が自分自身で取り組む場合
- 行う内容を具体的に説明する
  例）体重，運動量，塩分量，飲酒量などの目標値
- 家庭用血圧計の使用
- 3か月後の面談日の設定

Ⓑ 対象者が必要な支援を受けながら取り組む場合
- 積極的支援のプログラムに質と量の両方で強化した支援を行う
  例）月1回以上の保健指導介入，個人面談の重視，食事・運動の具体的な改善方法の提示

図3-1 血圧高値のオレンジゾーンの基本的な対応

慣に関して具体的にどの点をどの程度改善するとよいのかを助言します。忘れてはいけないのは，対象者は受診勧奨値を超えている人々であり，特定保健指導の積極的支援の対象者よりも血圧が高値で，生活習慣の改善を必要としている人たちであることです。したがって，対象者に対して健診結果を通知する際に，しっかりと生活習慣の改善が必要なことを認識できるようにデータの説明やリスク因子の意味などを伝え，表3-3のポイントを説明して実行を促しましょう。

この場合，具体的な目標値を本人と相談しながら事前に決めておきます。表3-3の体重の減量値は，厚生労働科学研究班で実施された全国規模のデータ分析から引用した値です[1]。その他の取り組む内容も個人面談でわかりやすく説明することが不可欠です。表3-3の「体重の減量」で示した0.5～1.0kgは汗をかいたときの減少量ではなく，普通の状態で測った体重で評価

表3-3　助言のポイント

体重の減量
現在の体重の約1～2％，または0.5～1.0kg減を目標とするよう助言する

適度な運動
効果的な有酸素運動を教える

禁煙
改訂版p.167～175「別添1　保健指導のための禁煙支援簡易マニュアル」を参考にABR方式を実施する

減酒
改訂版p.176～183「別添2　保健指導におけるアルコール使用障害スクリーニング（AUDIT）とその評価結果にもとづく減酒支援（ブリーフインターベンション）の手引き」を参考に減酒支援の助言をする

減塩
味つけなどの具体的な減塩方法を助言し，塩分測定器の貸与などを行う

食事
野菜・果物類の適切な摂取法を説明する

すべきであることを周知してください。可能ならば家庭用血圧計と記録ノートなどを貸与し定期的に血圧を測定し生活習慣の改善の効果を自己評価する方法もよいでしょう。3か月の間に手紙や電話（FAX），電子メールなどによる励ましや状況報告のやりとりの支援も必要です。これらの資料や記録ノート，支援の計画表などから「サポート・キット」を作って支援しましょう。

■対象者が必要な支援を受けながら取り組む場合（図3-1 Ⓑ）

この場合，保健師や管理栄養士が自らの専門性を生かして効果的な保健指導を行います。積極的支援のプログラムまたはそれに準じたプログラムに則った保健指導の介入を行います。しかし，少なくとも対象者は収縮期血圧140 mmHg，拡張期血90 mmHgを超えて医療機関への受診勧奨値以上ですから，より積極的な介入を実施しなければなりません。**図3-1**のように「積極的支援」+「質と量の両方を強化した保健指導」を行って生活習慣の改善を促し，血圧を低下させるようにしましょう。**表3-3**の内容を活用するのもよいですし，さらに個人面談を定期的に行い，生活習慣と血圧との関係を丁寧に説明するなど，対象者の認識と実行を確実に進める保健指導介入を行うと効果的です。**表3-4**も参考にしてください。

また地域で予防対策に熱心な医師がいる場合は，医師と密接な連携を取る方法もあります。たとえば，岩手県一関市国民健康保険藤沢病院では健康増進外来を開設し，予防と医療を切れ目なく実践しています（第Ⅵ章p.140参照）。第二期では「生活習慣の改善」（予防）と「医療機関の受診」（医療）の円滑な連携方法が期待されていますので，一関市のような方策を検討してみてもよいでしょう。なお，保健師や管理栄養士等が保健指導の介入を行う場合に

表 3-4　生活習慣の修正項目

1. **減塩**
   6g/日未満
2. **食塩以外の栄養素**
   野菜・果物の積極的摂取＊
   コレステロールや飽和脂肪酸の摂取を控える
   魚（魚油）の積極的摂取
3. **減量**
   BMI（体重(kg)÷［身長(m)×身長(m)］）が 25 未満
4. **運動**
   心血管病のない高血圧患者が対象で，有酸素運動を中心に定期的に（毎日 30 分以上を目標に）行う
5. **節酒**
   エタノールで男性は 20～30mL/日以下，女性は 10～20mL/日以下
6. **禁煙**
   （受動喫煙の防止も含む）

生活習慣の複合的な修正はより効果的である

＊重篤な腎障害を伴う患者では，高カリウム血症をきたすリスクがあるので，野菜・果物の積極的摂取は推奨しない。糖分の多い果物の過剰な摂取は，肥満者や糖尿病などのカロリー制限が必要な患者では勧められない。

日本高血圧学会高血圧治療ガイドライン作成委員会編：高血圧治療ガイドライン 2014．日本高血圧学会，p.40，2014 より一部改変

は白衣高血圧に留意しましょう。

*

　図 3-1 ⒶとⒷの生活習慣を改善するプロセスを経ても血圧が低下傾向を示さず，あるいは横ばいか増高ならば医療機関の受診が必要になります。医療機関へ受診勧奨する場合には，単に受診を勧めるのではなく，必ず健診結果とこれまでの保健指導の経過，本人の認識などを記載した情報提供書などをセットにしたものを医療機関に持参してもらいましょう。表 3-2「血圧高値の健診判定と対応の分類」のコピーも役立つでしょう。軽症の血圧管理に不慣れな医師や予防対策に造詣が深くない医師もいますので，1 セットになった情報提供書は診療する医師には非常に有益な情報になり，良好な連携体制を築くことができます。

●参考文献
1）日本高血圧学会高血圧治療ガイドライン作成委員会：高血圧治療ガイドライン 2014．日本高血圧学会．2014．

2 脂質異常

レッドゾーンの対応（表3-5 ①）

　脂質異常に関するフィードバック文例集と対応表の活用方法は，基本的に血圧高値と同じです。特定健診の測定結果でLDL ≧ 180 mg/dL，またはTG ≧ 1,000 mg/dL，の該当者は薬物治療の対象になりますので，肥満者，非肥満者の区分は関係なくすぐに医療機関を受診させる必要があります。このレッドゾーン（■）の対象者は動脈硬化が進み，疫学研究の知見からLDLが100 mg/dL未満の人と比べて心筋梗塞に3～4倍罹患しやすくなることがわかっています。またLDL180 mg/dL以上だと，体質的にコレステロールが高くなる人が含まれている場合があり，心筋梗塞のリスクが非常に高くなります。TGが1,000 mg/dL以上では急性膵炎を惹起する可能性が高くなります。血液中のTG値が極端に高くなると，膵臓で膵液が大量に分泌されて，膵液に含まれる消化酵素が自己消化して炎症を起こすためです。TGが高値の場合は高尿酸血症（痛風）や脂肪肝を合併していることが多く見られますので，医療機関を受診し精密検査を受けることが推奨されます。

　レッドゾーンの対象者は必ず医療機関につなぐように働きかけ，受診の有

表3-5　脂質異常の健診判定と対応の分類

健診判定			対応	
			肥満者の場合	非肥満者の場合
異常 ↑ ↓ 正常	受診勧奨判定値を超えるレベル	LDL ≧ 180 mg/dL または TG ≧ 1,000 mg/dL	①すぐに医療機関の受診を	
		140 mg/dL ≦ LDL < 180 mg/dL または 300 mg/dL ≦ TG < 1,000 mg/dL	②生活習慣を改善する努力をしたうえで，数値が改善しないなら医療機関の受診を	
	保健指導判定値を超えるレベル	120 mg/dL ≦ LDL < 140 mg/dL または 150 mg/dL ≦ TG < 300 mg/dL または HDL < 40 mg/dL	③特定保健指導の積極的な活用と生活習慣の改善を	④生活習慣の改善を
	基準範囲内	LDL < 120 mg/dL かつ TG < 150 mg/dL かつ HDL ≧ 40 mg/dL	⑤今後も継続して健診受診を	

厚生労働省健康局：標準的な健診・保健指導プログラム【改訂版】，p.88，2013より一部改変

無の確認を行い未受診の人がいないようにしましょう。レッドゾーンの確実な対応は重症化予防と医療費適正化に直結しますので，制度実施の成果が可視化できます。

オレンジゾーンの対応（表 3-5 ②）

　脂質異常は血圧高値の場合よりも一層生活習慣の改善が重要です。すぐに服薬治療を開始せず保健指導を優先し生活習慣の改善に取り組む必要があります。ただし，糖尿病，慢性腎臓病，心血管病などを有している場合は医療機関で再検査を受けてもらいましょう。

　基本的な対応方法は血圧高値と同じですが，生活習慣の改善を行う指導期間（とくに食事療法）は長めに 3～6 か月程度に設定すると効果が表れやすくなります。血圧高値と同様に，Ⓐ対象者が自分自身で取り組む場合，Ⓑ対象者が必要な支援を受けながら取り組む場合，の 2 つの区分に対する標準的なプログラムを作成し，対象者の生活習慣の改善を促しましょう（図 3-2）。

　Ⓐ，Ⓑどちらにも「食事療法の実際（表 3-6）」と「運動療法の実際（表 3-7）」のポイントを踏まえた内容が望ましいでしょう。対象者に具体的な食事内容（その総摂取エネルギー量や配分，種類など）および運動の種類と量を説明します。曖昧な説明や雑談レベルの指示は避けましょう。とりわけ，Ⓐは具体的な目標値を本人と相談しながら事前に決めておきます。対象者の食事指針や食事プラン，簡単なカロリーブックや資料，3 か月間の計画表などから成るサポート・キットを渡し，上手に自立して生活習慣の改善ができるように支援しましょう。3～6 か月の間に手紙や電話（FAX），メールなどによる励ましや状況報告のやりとりを行うサポートが必要です。

　脂質異常では 140 ≦ LDL ＜ 180 mg/dL，または 300 ≦ TG ＜ 1,000 mg/dL と記載され，LDL と TG のいずれかが高値の場合，両者とも高値の場合などいくつかのタイプに分かれます。LDL が高値の場合は総エネルギー量より脂肪の質が重要であり，飽和脂肪の多い獣肉を控えるようにし，植物油や魚油はある程度食べる必要があります。TG が高い場合は総エネルギー量を抑えるなどが重要で，脂肪だけでなく糖質やアルコールの摂り過ぎにも注意が必要です。なお，HDL は改訂版で受診勧奨基準が設定されていますが，HDL を上昇させる薬物治療は一般的ではなく，実際は併存している LDL や TG の治療を行います。そのため今回の文例集では，HDL を受診勧奨の対象にしていません。しかし運動や禁煙で HDL を増やすことは可能であり，保健指導の対象になっています。

```
┌─────────────────────────────────────┐
│ オレンジゾーン対象者は多いため，保険者で地域診断やレ │
│ セプト診断から基準を設定し，対応すべき対象者を決める。│
│ 同じ重症者であれば肥満者，非肥満者の順に優先する。  │
└─────────────────────────────────────┘
        ↓                           ↓
   肥満者でリス                  その他のオレ
   ク因子をもつ                  ンジゾーン対
   対象者                        象者
```

肥満者でリスク因子をもつ対象者

140 ≦ LDL＜180 mg/dL，または 300 ≦ TG＜1,000 mg/dL であっても以下の場合はすぐに医療機関につなげる
・健診機関の医師の判断がある場合
・糖尿病，慢性腎臓病，心血管病を有している場合

その他のオレンジゾーン対象者

3か月間生活習慣の改善を行う
140 ≦ LDL＜180 mg/dL，または 300 ≦ TG＜1,000 mg/dL，健診機関の医師の判断により，保健指導を優先し，3か月間は生活習慣の改善を行う
＊糖尿病，慢性腎臓病，心血管病をもつ場合は，医療機関で再検査を受け，医師の指示に従う

Ⓐ 対象者が自分自身で取り組む場合
・行う内容を具体的に説明する
　例）飽和脂肪，体重，エネルギー量などの目標値を示す
・必要な食事や運動を示す
・3か月後の面談日の設定

Ⓑ 対象者が必要な支援を受けながら取り組む場合
・積極的支援のプログラムに質と量の両方で強化した支援を加える
　例）月1回以上の保健指導介入，個人面談の重視，食事・運動の具体的な改善方法の提示

図 3-2　脂質異常のオレンジゾーンの基本的な対応

III フィードバック文例集活用の手引き

表3-6 食事療法の実際：摂取エネルギーおよび栄養摂取量の指導

- 標準体重と日常生活活動量を基に総摂取エネルギー量を適正化する
  適正エネルギー摂取量＝標準体重*1(kg)×25～30(kcal)
- 総摂取エネルギー量における配分は，脂質20～25%，炭水化物50～60%とする
- 肉の脂身，乳製品，卵黄の摂取を抑え，魚類や大豆製品の摂取を多くする
- 脂質摂取の選択では，飽和脂肪酸とコレステロールの多い食品（レバーなどの臓物，バラ肉，挽肉，鶏皮など）を摂りすぎない
- 炭水化物の選択では，グリセミックインデックス(GI)*2，グリセミックロード(GL)*2の低い食事が望ましい
- 食物繊維はできるだけ多く摂る（1日25g以上を目安とする）
- 食塩摂取を1日6g未満にする
- アルコール摂取は1日25g以下にする

*1　標準体重(kg)＝身長(m)×身長(m)×22
*2　グリセミックインデックス(GI)，グリセミックロード(GL)：GIとは食事として摂取された炭水化物が糖に変化して血糖値を上昇させる能力の指標で，ブドウ糖または白パン（精白した小麦を使ったパン）を100とした場合の相対値で表す。GLはGIを考慮した炭水化物摂取量である

日本動脈硬化学会編：動脈硬化性疾患予防のための脂質異常症治療ガイド2013年版．日本動脈硬化学会，p.34，2013より作成

表3-7 運動療法の実際：運動療法の種類および強度

- 中等度の有酸素運動を毎日30分以上続ける。短時間の運動を数回に分けて行ってもよい。最低週3回以上，合計で180分以上を目標とする
- 大腿筋や大殿筋などの大きな筋肉をダイナミックに動かす有酸素運動が効果的である。歩くような速さのジョギング，サイクリング，ラジオ体操などが勧められる
- 50%最大酸素摂取量(50%強度)が適し，この強度は運動中の血圧の上昇も軽度で心負担も軽く，血中乳酸の蓄積もほとんど認められない
- 散歩程度のきわめて軽度の運動でも頻回に行えば肥満の予防・治療効果を期待できる

日本動脈硬化学会編：動脈硬化性疾患予防のための脂質異常症治療ガイド2013年版．日本動脈硬化学会，44-45，2013より作成

3 血糖高値

血糖高値に関するフィードバック文例集と対応表は，前述の血圧高値および脂質異常に関するそれとは若干異なり，**表3-8**に示したようにオレンジゾーンがありません。また糖尿病治療の有無についても対応表で細かく分けられています。

研究班[*]や日本糖尿病学会の検討の結果，この対応表になりました。オレンジゾーンの区分を設定しなかった理由は，空腹時血糖が126 mg/dL 以上は糖尿病と診断され，また126 mg/dL という値以外に確立された数値がほかにないからです。第一期と同じく第二期でも，治療中の場合（**表3-8**①，③）を除き空腹時血糖126 mg/dL 以上はすべてすぐに医療機関受診を，となりました。

表3-8 血糖高値の健診判定と対応の分類

健診判定		空腹時血糖 (mg/dL)	HbA1c (NGSP) (%)	対応 肥満者の場合 糖尿病治療（＋）	肥満者の場合 糖尿病治療（－）	非肥満者の場合 糖尿病治療（＋）	非肥満者の場合 糖尿病治療（－）
異常 ↑ ↓ 正常	受診勧奨判定値を超えるレベル	126〜	6.5〜	①肥満の改善と，血糖コントロールの確認や改善が必要	②すぐに医療機関受診を	③血糖コントロールの確認や改善が必要	②すぐに医療機関受診を
	保健指導判定値を超えるレベル	110〜125	6.0〜6.4	④血糖コントロールは良好だが，肥満を改善する必要あり	⑤特定保健指導の積極的な活用と生活習慣病の改善を	⑥血糖コントロールは良好，現在のコントロール継続	⑦運動／食生活等の改善を，ぜひ精密検査を
		100〜109	5.6〜5.9				⑧生活習慣の改善を，リスクの重複等あれば精密検査を
	基準範囲内	〜99	〜5.5		⑨肥満改善と健診継続を		⑩今後も継続して健診受診を

厚生労働省健康局：標準的な健診・保健指導プログラム【改訂版】，p.91，2013より一部改変

[*]特定健診・保健指導における地域診断と保健指導実施効果の包括的な評価および今後の適切な制度運営に向けた課題克服に関する研究班

レッドゾーンの対応(表3-8 ②)

　特定健診の検査結果で空腹時血糖126 mg/dL以上は糖尿病が強く疑われるため，すぐに医療機関の受診が必要です。血圧高値や脂質異常のレッドゾーンの対応と同じです。また空腹時血糖126 mg/dLかつHbA1c ≧ 6.5%であれば糖尿病と診断されるため，すぐに医療機関を受診し治療を開始すべきです。肥満者，非肥満者の別なく，迅速かつ確実に対応しなければなりません。

　特定健診の結果が保険者の手元に上がってきたら，対応表(**表3-8**)のレッドゾーン(■)の該当者に関しては受診勧奨のみならず可能な限り受診の有無の確認や治療状況，受診後のフォローなどを受診勧奨台帳などで把握し適切に管理すべきです。なお，**表3-8**の①の該当者でHbA1cが7%以上であれば糖尿病の血糖コントロール状態が良好でないことを表しています。日本糖尿病学会では合併症予防のための目標値をHbA1c 7%未満(空腹時血糖値130 mg/dL未満，食後2時間血糖値180 mg/dL未満)としており，主治医との連携や糖尿病治療専門の医療機関受診を図りましょう。人工透析や糖尿病網膜症に至らないように重症化予防を徹底するために血糖コントロールは非常に重要です。

イエローゾーンの対応(表3-8 ⑤，⑦，⑧)

　イエローゾーン(■)の対象者では保健指導や受診勧奨で注意が必要です。血糖値の型の分類では，糖尿病型の他に空腹時血糖値および75 g糖負荷試験(以下，75 gOGTT)による判定区分で「境界型」という区分があり，⑦はこれに該当します(**図3-3**)。WHOによる分類で空腹時血糖が110〜125 mg/dLかつ75 gOGTTが140 mg/dL未満を示す場合は「IFG(空腹時血糖異常)」，空腹時血糖が110〜125 mg/dLかつ75 gOGTTが140〜199 mg/dLを示す場合は「IGT(耐糖能異常)」と分類されています。境界型は糖尿病に準ずる状態で，IGTの中でも75 gOGTT 2時間値が高い群(170〜199 mg/dL)ほど糖尿病型への進展率が高いため，該当者(⑤の積極的支援の人も含め)の保健指導にしっかりと取り組む必要があります。

　現実的な問題として，⑦には比較的多くの人が該当するため，全員を保健指導の対象者にすることは物理的に無理かもしれません。そこでまず特定健診の検査値で空腹時血糖値が110〜125 mg/dLの範囲の中でも高値で，かつHbA1cが6.0〜6.4%の範囲の中でも高値である人を抽出し，十分な説明を

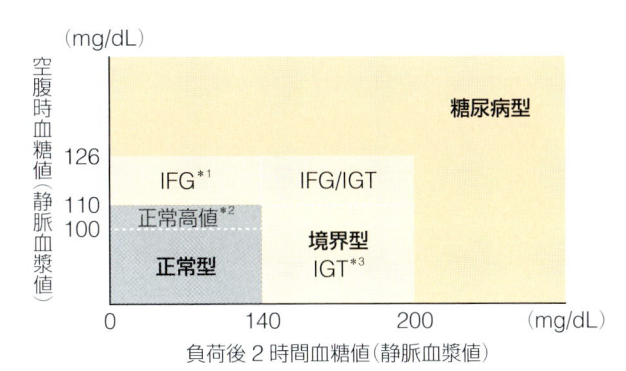

*1 空腹時血糖障害(IFG)は空腹時血糖値 110〜125 mg/dL で，2 時間値を測定した場合には 140 mg/dL 未満の群を示す。ただし糖尿病診断基準(ADA)では空腹時血糖値 100〜125 mg/dL として，空腹時血糖値のみで判定している。
*2 空腹時血糖値が 100〜109 mg/dL は正常域ではあるが，「正常高値」とする。この集団は糖尿病への移行や OGTT 時の耐糖能障害(IGT)の程度からみて多様な集団であるため，OGTT を行うことが勧められる。
*3 IGT は WHO の糖尿病診断基準に取り入れられた分類で，空腹時血糖値 126 mg/dL 未満，75 gOGTT2 時間値 140〜199 mg/dL の群を示す。

日本糖尿病学会編：糖尿病治療ガイド 2014-2015．p.22，文光堂，2014 より一部改変

図 3-3　IFG 値および 75 gOGTT による判定区分

行って 75 gOGTT の検査を受けてもらいます。その結果，IGT であり，75 gOGTT 2 時間値が高い群(170〜199 mg/dL)の対応に絞り込んで実施するとよいでしょう。

　⑦(または⑤)の該当者の保健指導では，減量(最低限の目標として現体重の 3％減)，食事量の制限，脂肪摂取の制限，単純糖質の制限(とくに糖を含む清涼飲料水の制限)，食物繊維摂取の促進，運動の奨励，禁煙などを勧め，可能ならば耐糖能異常の正常化を 75 gOGTT で評価し，生活習慣改善による成果を評価するとよいでしょう。

4 喫煙

禁煙支援が強化された背景

　喫煙は高血圧と並んで日本人の死亡への寄与が大きいことが明らかになっています。能動喫煙と受動喫煙による超過死亡数は各々年間13万人，約7,000人で，予防できる最大の病気の原因です[1]。喫煙は高血圧，脂質異常，糖尿病と並んで，動脈硬化の独立したリスク因子です。また，糖代謝障害ならびに脂質代謝障害を引き起こし，糖尿病やメタボリックシンドロームの発症リスクを高めます[2]。さらに，循環器疾患や糖尿病，慢性腎臓病（Chronic Kidney Disease：CKD）の発症だけでなく，重症化を引き起こすこともわかっています[2,3]。

　このようなエビデンスを踏まえて，2013年度からの第二期において喫煙の保健指導（禁煙支援）が強化されました。改訂版では，「血圧及び喫煙については，虚血性心疾患や脳血管疾患の発症リスクとして重視すべき項目であるため，健診当日を含め，面接での対応を強化することが求められる。特に喫煙者に対しては，禁煙支援および積極的な禁煙外来の利用を促すことが望ましい」と述べられています[4]。

　メタボリックシンドロームに対する保健指導では，減量を目的とした食事や身体活動に重点がおかれることが一般的です。しかし，前述したようなエビデンスから，メタボリックシンドロームの有無に関わらず，すべての喫煙者に禁煙を働きかける必要があります。

　わが国では健診やがん検診，人間ドックが広く実施されており，医療と並んで，多くの喫煙者に対して禁煙の働きかけが可能です。喫煙者が1年間に健診やがん検診，人間ドックを受診する割合は約6割に上りますが，その際に医療関係者から禁煙を勧められた割合は約3割に留まっています[5]（**図3-4**）。

　健診を含めて保健医療の場で禁煙のアドバイスを広く実施することは，わが国が批准しているWHOのたばこ規制枠組条約においても求められていま

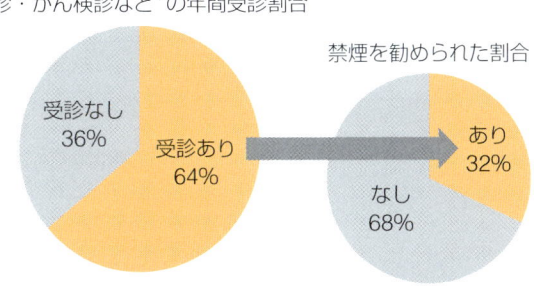

健診・がん検診など*の年間受診割合

受診なし 36%
受診あり 64%

禁煙を勧められた割合

あり 32%
なし 68%

*勤務先や市町村，医療機関などで受けた健康診断，がん検診，人間ドックを含む

中村正和ほか：発がんリスクの低減に資する効果的な禁煙推進のための環境整備と支援方策の開発ならびに普及のための制度化に関する研究．平成23年度総括・分担研究報告書．厚生労働科学研究費補助金 第3次対がん総合戦略研究事業，2012より作成

図3-4　喫煙者の健診・がん検診などの年間受診割合および禁煙を勧められた割合

す[6]。2013年に策定された健康日本21の第二次計画ならびにがん対策推進基本計画の見直しにおいて，成人喫煙率を19.5%（2010年の国民健康栄養調査結果）から2022年度までに12%に低下させるという目標が設定されました。この目標は，たばこをやめたいと考えている37.6%の喫煙者全員がたばこをやめることを想定しています。この目標を達成するためには，たばこ規制枠組条約に沿って，たばこ税・価格の大幅な引き上げの継続や受動喫煙防止のための法的規制の強化などの対策の実施に加えて，喫煙の本質がニコチン依存症という病気であることを踏まえ，保健医療の場での禁煙のアドバイスと禁煙治療の推進が必要です。

取り組みが強化された禁煙支援の内容

今回の禁煙支援の強化に合わせて，厚生労働省から『禁煙支援マニュアル（第二版）』[7]が発行されました。本マニュアルでは，「短時間支援」と「標準的支援」の2つの方法が示されています（**表3-9，図3-5**）。健診当日のように禁煙支援の時間が十分確保できない場合は短時間支援の方法，保健指導など健診後の保健指導のように時間がある程度確保できる場合は標準的支援を行います。

短時間支援：ABR方式

短時間支援の方法は3つのステップの頭文字をとってABR方式と呼ばれています。まずA（Ask）で，問診票を用いて喫煙状況を把握する。B（Brief

III フィードバック文例集活用の手引き

表 3-9 短時間支援と標準的支援の内容

	短時間支援（ABR 方式）	標準的支援（ABC 方式）
回数	個別面接 1 回	個別面接 1 回，電話フォローアップ 4 回
時間	1～3 分	初回面接 10 分，フォローアップ 5 分
内容		Ask：喫煙状況の把握
		Brief advice：短時間の禁煙アドバイス ①禁煙の重要性を高めるアドバイス ②禁煙のための解決策の提案
	Refer：医療機関等の紹介（準備期のみ）	Cessation support：禁煙実行・継続の支援 (1)初回の個別面接（準備期のみ） 　①禁煙開始日の設定 　②禁煙実行のための問題解決カウンセリング 　③禁煙治療のための医療機関等の紹介 (2)電話によるフォローアップ（禁煙開始日設定者のみ） 　①喫煙状況とその後の経過の確認（禁煙に対する賞賛と励まし） 　②禁煙継続のための問題解決カウンセリング
支援の場	特定健診，がん検診などの各種健診	特定保健指導や事後指導などの各種保健事業

厚生労働省健康局：禁煙支援マニュアル（第二版）．p.49，2013 より一部改変

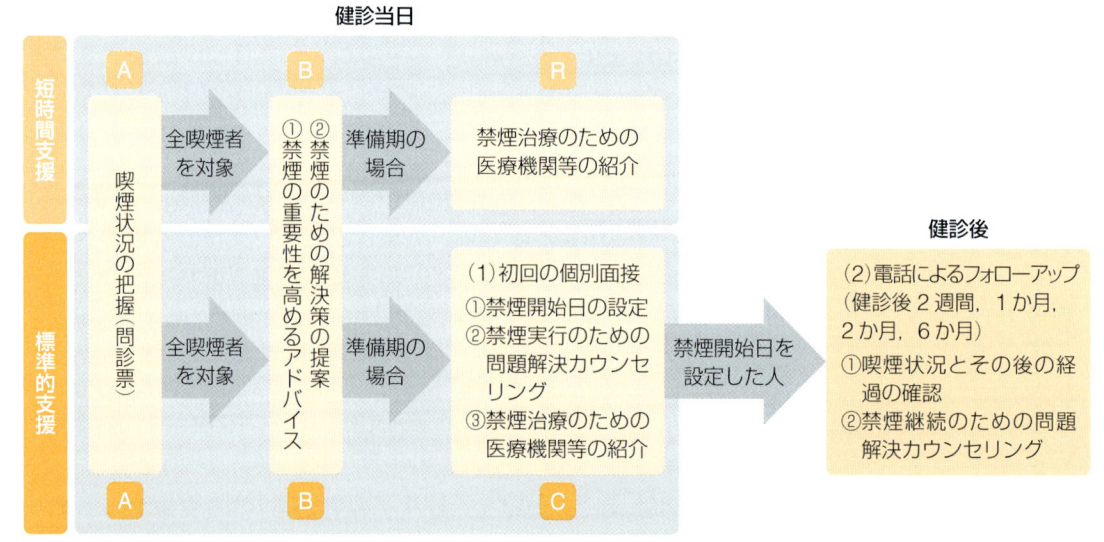

厚生労働省健康局：禁煙支援マニュアル（第二版）．p.20，2013 より一部改変

図 3-5 短時間支援と標準的支援の流れ

advice)で，喫煙者全員を対象に①禁煙の重要性を高めるアドバイス，②禁煙のための解決策の提案，R(Refer)で，禁煙を希望する喫煙者を対象に，禁煙治療が健康保険で受けられる医療機関の紹介や一般用医薬品の禁煙補助薬の入手方法の説明を行います。

標準的支援：ABC方式

標準的支援の方法は「ABC方式」と呼ばれています。A（Ask）とB（Brief advice）は，短時間支援のABR方式と共通です。異なるのは，初回の個別支援内容のB（Brief advice）に加えて，1か月以内に禁煙を考えている準備期の喫煙者を対象にC（Cessation support）を実施するという点と，初回の禁煙支援の結果，禁煙開始日を設定した喫煙者を対象に健診後の電話フォローアップを実施するという点です。つまり，短時間支援に比べて支援内容が長期にわたり充実しています。

C（Cessation support）では初回の個別支援として，①禁煙開始日の設定，②禁煙実行のための問題解決カウンセリング，③禁煙治療のための医療機関等の紹介を行います。

フィードバック文例集を活用した禁煙支援

日本人の死亡への寄与が大きい喫煙と高血圧は，健診当日に把握可能であるため，健康への動機が高まる健診当日に短時間支援を実施することが効果的です。それが難しい場合は健診結果の通知や保健指導の機会を利用することになります。

■短時間の禁煙アドバイスのねらいは

短時間の働きかけで喫煙者の禁煙の動機づけや自信を高めるのに重要なステップがB（Brief advice）です。このステップで「喫煙に関するフィードバック文例集」を活用します。

前述したように，B（Brief advice）は喫煙者全員を対象に，①禁煙の重要性を高めるアドバイス，②禁煙のための解決策の提案の2項目から成ります。これらをとりあげた理由は行動科学の理論的な基礎と方法にあります。英国ウェールズ大学のロルニックらは，行動を変える「重要性（importance）」と行動を変える「自信（confidence）」の2つの概念には相関関係があり，これらを高めることで，行動変容の実行を促すというアプローチを提唱しています[8]。

準備性に応じたアプローチ

一般に禁煙の準備性の低い喫煙者では禁煙の重要性を高めるアプローチ，準備性の高い喫煙者では自信を高めるアプローチが優先されます。そこでB（Brief advice）の②禁煙のための解決策の提案は，自信を高めることをねらいとした情報提供を行います。

表 3-10　禁煙の重要性を高めるための情報提供

血圧高値の場合
喫煙と高血圧は日本人が命を落とす二大原因であることがわかっています。喫煙と高血圧が重なると，いずれも該当しない人と比べて，脳卒中や心臓病で命を落とす危険が約 4 倍に高まります。この健診を機会に禁煙されることをお勧めします。

脂質異常の場合
喫煙すると，血液中の善玉（HDL）コレステロールが減少したり，中性脂肪や悪玉（LDL）コレステロールが増加することがわかっています。また，喫煙と脂質異常が重なると，動脈硬化がさらに進んで，脳梗塞や心筋梗塞にかかりやすくなります。この健診を機会に禁煙されることをお勧めします。

血糖高値の場合
喫煙すると，血糖値が上昇したり，糖尿病に約 1.4 倍かかりやすくなったりします。喫煙によって交感神経の緊張が高まって血糖値が上がり，膵臓から分泌されるインスリンというホルモンの効き具合が悪くなるためです。また，喫煙と糖尿病が重なると，喫煙しない場合と比べて，動脈硬化がさらに進んで，約 1.5～3 倍，脳梗塞や心筋梗塞で命を落としやすくなります。さらに，腎臓の機能もより低下しやすいことが報告されています。この健診を機会に禁煙されることをお勧めします。

メタボリックシンドロームの場合
喫煙すると，血液中の善玉（HDL）コレステロールが減少したり，中性脂肪や血糖値が増加したりするため，メタボリックシンドロームになりやすいことがわかっています。また，喫煙とメタボリックシンドロームが重なると動脈硬化がさらに進んで，いずれも該当しない人と比べて，約 4～5 倍，脳梗塞や心筋梗塞にかかりやすくなります。この健診を機会に禁煙されることをお勧めします。

上記いずれも該当しない場合
今回の健診では，血圧，脂質検査，血糖のいずれにおいても異常はありませんでした。しかし，喫煙を続けていると，肺がんなどのがん，脳梗塞や心筋梗塞，糖尿病，COPD（慢性閉塞性肺疾患）などの病気にかかりやすくなるため，現在のよい状態を維持できなくなってしまう可能性があります。この健診を機会に禁煙されることをお勧めします。

厚生労働省健康局：禁煙支援マニュアル（第二版），79-80，2013 より作成

しかし，実践してわかることは，禁煙の準備性の低い喫煙者でも心の中では禁煙したいと考えていることが多く，禁煙のための解決策の提案に反応する場合が少なくありません。したがって，対象者の特性や反応を考慮しながら，2 つの内容をうまく組み合わせて情報提供するとよいでしょう。

■ どのように行うか

禁煙の重要性を高めるアドバイス

病歴や検査値の異常，自覚症状がある場合は，それらと喫煙との関係を結びつけて，喫煙の影響や禁煙の効果について説明します。その際にどのような内容を説明するかについては，特定健診・保健指導に関係した主な病態や検査異常別に情報提供の内容が文例集に示されています[4,7]（**表 3-10**）。

病歴や検査値に問題がない喫煙者に対しては，異常がないことをほめたう

表3-11 禁煙のための効果的な解決策の提案

直ちに（1か月以内）に禁煙しようと考えている場合，または情報提供の結果，禁煙の動機が高まった場合
禁煙は自力でも可能ですが，禁煙外来や禁煙補助剤を利用すると，ニコチン切れの症状を抑えることができるので比較的楽に，しかも自力に比べて3〜4倍禁煙に成功しやすくなることがわかっています。健康保険の適用基準を満たしている場合，1日20本のたばこ代に比べて1/3〜1/2の安い費用で医療機関での禁煙治療を受けることができます。

そうでない場合
現在禁煙しようと考えておられないようですが，今後禁煙の気持ちが高まったときのために，次のことを覚えておかれるとよいと思います。
禁煙は自力でも可能ですが，禁煙外来や禁煙補助剤を利用すると，比較的楽に，しかも自力に比べて3〜4倍禁煙しやすくなることです。健康保険の適用基準を満たしている場合，1日20本のたばこ代に比べて1か月あたり1/3〜1/2の安い費用で医療機関での禁煙治療を受けることができます。

厚生労働省健康局：禁煙支援マニュアル（第二版），p.80, 2013より作成

えで，禁煙が取り組むべき重要な健康課題であることを伝えると，より喫煙者の心に響くという印象があります。

また，禁煙の重要性を高めるアドバイスとして，健康面だけでなく生活面での喫煙のデメリット（喫煙によって小遣いや時間が奪われる，息が臭くなる，美容に悪いなど）について本人が興味をもっていることと結びつけて伝えることは，禁煙の重要性を高めるうえで有効です。

禁煙のための解決策の提案

禁煙のための解決策の提案については，禁煙治療や禁煙補助薬を利用すれば，「比較的楽に」「より確実に」「あまりお金もかけずに」禁煙できることを伝えます。喫煙者の多くは「禁煙は自分の力で解決しなくてはならない」「禁煙はつらく苦しいもの」と思い込んでいる傾向があります。その思い込みを変え，禁煙には費用負担の少ない効果的な解決策があることを知らせることが大切です[4,7]（**表3-11**）。

禁煙に関心のない人にいきなり禁煙方法について説明しても反発を受けるだけです。現在禁煙する気持ちがないことを受けとめたうえで，「今後の禁煙のために覚えておかれるといいですよ」と前置きをして，禁煙に関心のある人への情報提供と同じ内容を伝えます。そうすることによって抵抗感情があまり生じることなく素直に耳を傾けてくれるでしょう。

■期待される効果

最近実施された健診当日の短時間支援法の効果に関する研究によると，診

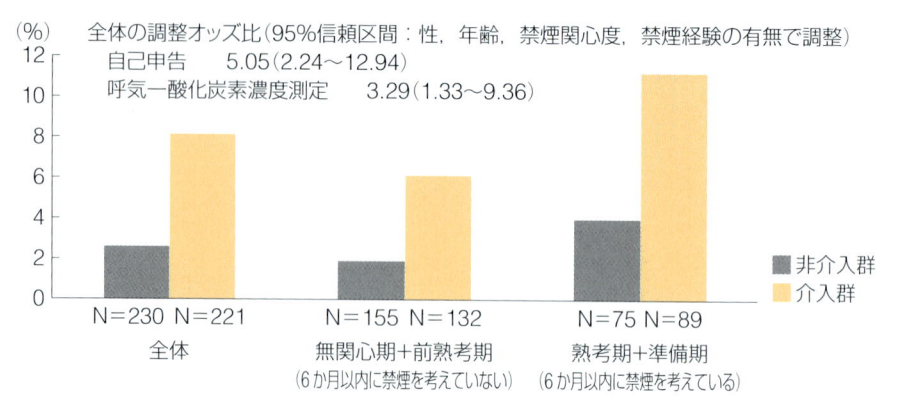

全体の調整オッズ比(95%信頼区間：性，年齢，禁煙関心度，禁煙経験の有無で調整)
自己申告　　　　　　　5.05(2.24〜12.94)
呼気一酸化炭素濃度測定　3.29(1.33〜9.36)

研究方法：A市での総合健診(がん検診を含む)の場での介入研究，月ごとに割り付け
研究対象：介入群221人(応諾率91.7%)，対照群230人(応諾率90.9%)
研究時期：2011〜2012年
介入内容：介入群…診察医師の禁煙の助言と保健指導実施者による1〜2分間程度の禁煙支援
　　　　　非介入群…アンケート調査のみ

大井田隆ほか：特定健康診査・特定保健指導における禁煙支援から始めるたばこ対策．日本公衆衛生協会．p.131，2013より一部改変

図 3-6　健診の場での短時間の禁煙介入の効果
　　　　　6か月後断面禁煙率(呼気一酸化炭素濃度測定)

察医師の禁煙の助言と保健指導者による1〜2分程度の禁煙支援により，呼気一酸化炭素濃度の確認による6か月後の禁煙率が約3倍高まることが報告されています[7,9]（**図 3-6**）。

　特定健診・保健指導の場で禁煙に取り組むことによる経済効果の推計結果によると，15年目には1,000人の集団で約700万円の黒字になるという試算結果が報告されています[7]。このシミュレーションでは，メタボリックシンドロームの有無に関わらず，特定健診の場で禁煙の働きかけをして，4人に1人が禁煙治療を受け，5割が禁煙に成功したと仮定しています。取り組みの費用として，禁煙治療の費用が必要となりますが，喫煙者の減少により，保健指導の費用の削減効果が期待できるだけでなく，中長期的には医療費の削減効果が期待できます。

●参考文献
1）Ikeda N, Inoue M, Iso H, et al：Adult mortality attributable to preventable risk factors for non-communicable diseases and injuries in Japan：a comparative risk assessment. PLoS Med. 9(1)：e1001160, 2012
2）中村正和：特集 心血管危険因子－生活習慣病の観点から 11. 喫煙. Medicinal 1(3)：94-102, 2011
3）日本腎臓学会編：CKD 診療ガイドライン 2009. 東京医学社, 2009
4）厚生労働省健康局：標準的な健診・保健指導プログラム【改訂版】, 2013
5）中村正和：医療や健診の場での禁煙推進の制度化とその効果検証に関する研究. 厚生労働科学研究費補助金（第 3 次対がん総合戦略研究事業）「発がんリスクの低減に資する効果的な禁煙推進のための環境整備と支援方策の開発ならびに普及のための制度化に関する研究」（研究代表者：中村正和）平成 23 年度総括・分担研究報告書. 2012
6）中村正和：特集 禁煙の推進と医師の役割 日本における禁煙支援・治療の現状と課題. 日本医師会雑誌 141(9)：1917-1922, 2012
7）厚生労働省健康局：禁煙支援マニュアル（第二版）. 2013
8）ステファン・ロルニックほか, 地域医療振興会公衆衛生委員会 PMPC 研究グループ監訳：健康のための行動変容. 法研, 2001
9）中山富雄, 嶋田ちさ：健診・検診や保健指導の場における禁煙支援の事例報告(1)地域の事例報告. 大井田隆, 中村正和, 他編集. 特定健康診査・特定保健指導における禁煙支援から始めるたばこ対策. 日本公衆衛生協会. 125-133, 2013

5 尿蛋白・血清クレアチニン

CKDの定義と概念

　尿蛋白と血清クレアチニンについてのフィードバック文例集を記載している項目は，慢性腎臓病（Chronic Kidney Disease：以下，CKD）に関連した項目といえます。特定健診はCKDの発見と対策のために策定された健診ではありませんが，実は，CKDを発見して悪化させないようにするためのたいへんよい機会なのです。さらに，CKD対策は特定健診の目的である脳卒中や心筋梗塞などの心血管疾患の発症を抑制することにもつながります。まず，CKDの概念と意義をしっかりと理解してください。

　CKDの概念は2002年に米国で提唱されました。それまで慢性の腎臓の病気はさまざまな名称で表現されてきました。無症候性血尿，慢性腎炎症候群，ネフローゼ症候群，慢性腎不全などです。これらの名称は臨床的な症候と病理学的な疾患概念が整理されずに混然と用いられ，さらに定義が曖昧なため，腎臓病はわかりにくいと敬遠されがちでした。

　CKDという概念は，以下に示す単純な定義で，慢性の腎臓病を一括してとらえようとするものです。

> **CKDの定義**
> 下記の1または2のいずれか，または両方が3か月以上持続する場合，CKDとする
> 1　尿蛋白（アルブミン）陽性（尿蛋白≧ 0.15 g/gCr，アルブミン尿≧ 30 mg/gCr）
> 　→腎臓の障害
> 2　GFR ＜ 60 mL/分/1.73 m^2
> 　→腎臓の働きの低下（正常な働きが60％未満）

　すなわち，1は尿検査で尿蛋白（アルブミン）を，2は血液検査で血清クレアチニンを測定すればわかりますから，誰でもどこでも診断をすることがで

表3-12 CKD重症度分類

原疾患	尿蛋白区分		A1	A2	A3
糖尿病	尿アルブミン定量(mg/日)		正常	微量アルブミン尿	顕性アルブミン尿
	尿アルブミン/Cr比(mg/gCr)		30未満	30〜299	300以上
高血圧 腎炎 多発性嚢胞腎 移植腎 不明 その他	尿蛋白定量(g/日)		正常	軽度蛋白尿	高度蛋白尿
	尿蛋白/Cr比(g/gCr)		0.15未満	0.15〜0.49	0.50以上
GFR区分 (mL/分/1.73 m²)	G1	正常または高値 ≧90			
	G2	正常または軽度低下 60〜89			
	G3a	軽度〜中等度低下 45〜59			
	G3b	中等度〜高度低下 30〜44			
	G4	高度低下 15〜29			
	G5	末期腎不全 <15			

日本腎臓学会編：CKD診療ガイド2012．東京医学社，p.3，2012より一部改変

きます。定義が単純なだけにわかりやすい概念といえます。詳しくは，日本腎臓学会編『CKD診療ガイド2012』(東京医学社)[1]をご覧ください。

尿蛋白(アルブミン)が陽性ということは，腎臓の障害があることを示しています。また，糸球体濾過量(以下，GFR)＜60 mL/分/1.73 m²は腎臓の基本的な働きが60%未満に低下していることを示しています。GFRは腎臓の基本的な働きを数値で示します。正常は100 mL/分/1.73 m²程度です。すなわち，CKDは腎臓に何らかの障害があるか，腎臓の働きが60%未満になっている状態，ということになります。

CKDの重症度分類

CKDは末期腎不全の危険をはらんでいるだけでなく，脳卒中，心筋梗塞，末梢動脈疾患などの心血管疾患を発症する危険も負っていることが，さまざまな疫学研究や臨床研究で明らかにされています。しかも，それらの危険が尿蛋白(アルブミン)の程度と腎機能の低下の程度に応じて高くなることがわかっています。そこで，CKDの重症度を表3-12のような重症度分類で示すことになりました。これは，KDIGO(Kidney Disease：Improving Global Outcomes)という国際的な腎臓専門医の集まりから提唱されたものを日本のCKDに合うように一部改変したものです。

日本では尿中アルブミン測定が糖尿病性腎症でしか保険適用できないため，

表 3-13　CKD におけるステージ別オッズ比

(A) 心血管死亡

ACR \ eGFR	< 10	10〜29	30〜299	≧ 300
≧ 105	0.9	1.3	2.3	2.1
90〜104	Ref	1.5	1.7	3.7
75〜89	1.0	1.3	1.6	3.7
60〜74	1.1	1.4	2.0	4.1
45〜59	1.5	2.2	2.8	4.3
30〜44	2.2	2.7	3.4	5.2
15〜29	14	7.9	4.8	8.1

(B) 末期腎不全

ACR \ eGFR	< 10	10〜29	30〜299	≧ 300
≧ 105	Ref	Ref	7.8	18
90〜104	Ref	Ref	11	20
75〜89	Ref	Ref	3.8	48
60〜74	Ref	Ref	7.4	67
45〜59	5.2	22	40	147
30〜44	56	74	294	763
15〜29	433	1044	1056	2286

ACR：尿アルブミン /Cr 比(mg/gCr)
eGFR：推算 GFR(mL/分 /1.73 m²)
日本腎臓学会編：CKD 診療ガイド 2012 より，東京医学社，p.4，2012 より一部改変

　非糖尿病 CKD では尿蛋白を用いることができるように，尿蛋白と尿アルブミンを併記しています。そして，CKD の重症度を色分けし，黄色(■)→橙色(■)→赤色(■)と重症度が上がります。赤色(■)のところは緑色(■)のところ(非 CKD)と比較して，末期腎不全の危険は数百倍から数千倍にもなります。心血管疾患の危険は数倍から 10 倍程度です。詳しい数値を表 3-13A，B に示します。この数値がフィードバック文例集に記載されている数値のもとになったものです。

尿蛋白（アルブミン）と GFR の測定方法

尿蛋白（アルブミン）

　尿蛋白も尿アルブミンも尿クレアチニンの濃度との比で，1 g のクレアチニン排泄量あたりの尿蛋白量(g/gCr)，あるいは 1 g のクレアチニン排泄量あたりの尿アルブミン量(mg/gCr)で表しています。後者は尿アルブミン/クレアチニン比(ACR)といいます。試験紙法による尿蛋白定性試験の結果との対比は単純にはできませんが，おおよそ尿蛋白区分 A1 は(−)〜(±)，A2 は(±)〜(＋)，A3 は(＋)〜(2＋)に相当します。

GFR

　GFR は正確には蓄尿と採血が必要なクレアチニン・クリアランスやイヌリン・クリアランス(GFR のゴールドスタンダード)を測定しなければわかりませんでした。しかし，かかりつけ医が外来で患者さんに蓄尿を行っても

らうのは現実的ではありません。そこで工夫されたのが血清クレアチニンと年齢と性別の3つの数値から求めることができる推算糸球体濾過量（以下，eGFR）です。これにより，日常臨床で容易にeGFRを下記の計算式で推測できるようになりました。最近では，血清クレアチニン検査をオーダーするとeGFRを計算してレポートしてくれる検査会社も増えています。日本腎臓学会から提供されている早見表[2)]を利用することもできます。

日本人男性のeGFRの計算式

eGFR（mL/分/1.73 m²）＝194 ×年齢（歳）$^{-0.287}$ × Cr$^{1.094}$

＊女性は男性のeGFR × 0.739

CKDの病態

■生活習慣病が深く関わる

それでは，CKDとはどのような病態でしょうか。図3-7をご覧ください。

CKDにはその定義からわかるように多くの疾患が含まれます。まず，従来から知られている慢性糸球体腎炎や慢性間質性腎炎などの狭義の腎臓の病気があります（①）。また，非ステロイド系抗炎症薬（NSAIDs）や抗生物質などの腎毒性物質による腎障害もCKDです（②）。しかし，加齢，喫煙，高血圧，肥満，脂質代謝異常，糖尿病，高尿酸血症など加齢と生活習慣病を背景としたCKD（③）が増えていることが社会的な問題となっています。これらは，昔から知られている心血管疾患のリスク因子でもあります（④）。すなわ

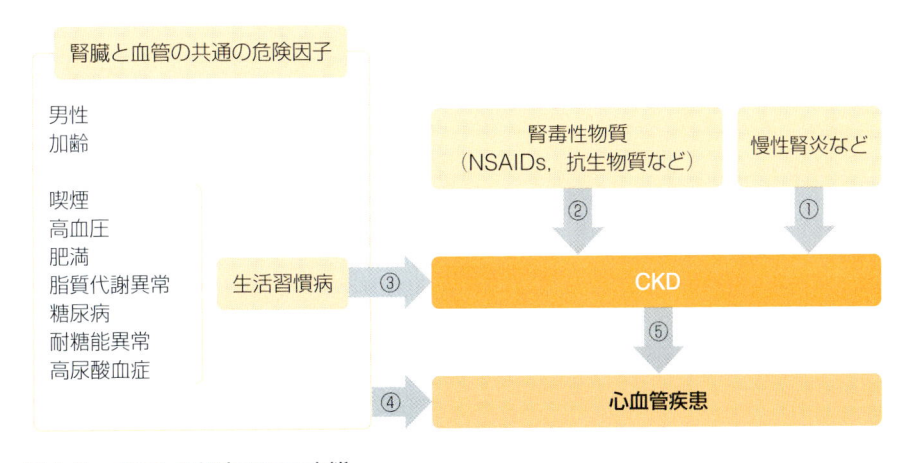

図3-7　CKDの想定される病態

ち，CKDには心血管疾患と共通するリスク因子が背景に存在する可能性があります。また，これらのリスク因子は，慢性糸球体腎炎などのCKDの悪化要因にもなります。

CKDが進行してGFRが低下すると，血圧が上昇したり，酸化ストレスが亢進したりして動脈硬化が促進されます。また，カルシウム・リン代謝異常により動脈に石灰化を起こすことも動脈硬化をさらに悪化させます。また，貧血になると心不全の危険が増加します。GFRの低下は，このようなことから心血管疾患を発症しやすくなります（⑤）。

血清クレアチニンを測定していない場合のフィードバック文例集

CKDの診断は定義からわかるように，尿蛋白の有無のみならず，血清クレアチニンの測定が必須です。しかし，残念ながらメタボリックシンドロームの予防を目標とした現在の特定健診では血清クレアチニンは必須項目ではありません。血清クレアチニンを測定しない場合のCKDの見逃し率は何と70～80％にも上ることがわかっています[3]。最近では，血清クレアチニンを自主的に測定する自治体も増えてきています。

ここでは，尿検査のみでCKDを判断する場合について述べます。

医療機関の受診を急ぐレベル（表3-14 ①）

尿蛋白陽性（＋以上）が3か月以上持続すれば，定義上CKDです。1回の健診で尿蛋白陽性のみでは，一過性の尿蛋白陽性が否定できないので，フィードバック文例集では「CKDが強く疑われる状態」としています。すなわち，起立性蛋白尿などの良性蛋白尿の可能性も否定できない，ということです。

しかし，尿蛋白が陽性なら，すぐに医療機関の受診を勧めてください。可能ならば，腎臓病専門医がいる医療機関での再検査が必要です。ここで再度尿蛋白が陽性ならCKDと診断されます。フィードバック文例集 p.96, 97には，「末期腎不全により透析治療が必要な状況に10倍以上なりやすく，心血管疾患の発症やそれによる死亡の危険が2倍以上」と記載しています。しかし，この危険度はGFRにより異なります。GFRは血清クレアチニンを測定しなければわかりませんから，医療機関で必ず血清クレアチニンを測定する必要があります。

表3-14に示すように，①同じ尿蛋白陽性でもGFRにより末期腎不全や心血管疾患による死亡の危険の度合いが異なるということ，②医療機関を早

表3-14　血清クレアチニンを測定していない場合の健診判定と対応の分類

健診判定		対応
異常 ↕ 正常	尿蛋白 陽性（＋/2＋/3＋）	①すぐに医療機関の受診を
	尿蛋白 弱陽性（±）	②医療機関を受診して尿の再検査を
	尿蛋白 陰性（－）	③今後も継続して健診受診を

厚生労働省健康局：標準的な健診・保健指導プログラム【改訂版】．p.96，2013 より一部改変

表3-15　CKDにおける生活習慣の是正

- 減塩：食塩摂取 3〜6 g/日が目標である
- 減量：体格指数（BMI：体重（kg）÷［身長（m）］^{2}）＜ 25 kg/m^{2}が目標である
- 運動：有酸素運動を中心に定期的に（毎日30分以上を目標に）運動を行う
- 節酒：エタノールで男性＜ 20〜30 mL（日本酒で1合）/日，女性＜ 10〜20 mL/日
- 禁煙：禁煙の推進と受動喫煙の防止に努める

急に受診しCKDの状態を確認し，対策を立てなければならないことを理解してもらうことが大事です．絶対に放置してはいけません．

　CKDの状態を把握し，治療方針が立てば，CKDの背景因子あるいは悪化因子となる生活習慣（病）に対する対策を立てなければなりません．生活習慣に対する介入は長期にわたり粘り強く行わなければなりません（表3-15）．GFR＜ 45 mL/分/1.73 m^{2}では，蛋白質摂取を0.6〜0.8 g/kg/日に制限することが奨励されますが，これに関しては医師の指示が必要です．適宜，管理栄養士の指導も受けてもらいます．

■医療機関での尿の再検査レベル（表3-14 ②）

　尿蛋白弱陽性（±）は尿の濃さにより，表3-12 のA1（正常）〜A2（軽度蛋白尿）の可能性があります．ですから，医療機関の受診を勧めて尿の再検査を行う必要があります．しかし，尿蛋白（±）の人すべてで尿の再検査を行うことは現実的ではないので，図3-7 に示したリスク因子を保有している場合やすでに心血管疾患を発症している場合，CKDの家族歴がある場合などには再検査を行ってもよいと思います．

　再検査の結果，尿蛋白が（＋）以上であれば，前述の「医療機関の受診を急ぐレベル」に準じて対処します．再検査の結果，尿蛋白（－）〜（±）であれば，継続して健診を受診するように勧めます．CKDのリスク因子があれば，それらの解消に取り組む必要があります．

対象者が自分自身で取り組む場合

表3-15の生活習慣の是正の各項目の具体的な目標値をあらかじめ決めておくことが大事です。定期的な面談で対象者がどの程度これらの目標に向かって取り組んでいるかを把握しながらサポートを続けます。

高血圧の該当者は，目標血圧140/90 mmHg未満(家庭血圧では135/85 mmHg未満)です。この値は，CKDや糖尿病の人では130/80 mmHg未満(家庭血圧では125/75 mmHg未満)となります。高血圧の人は医療機関で処方された降圧薬を服用しているだけでは不十分で，積極的に生活改善を行いながら，自分自身でも血圧を測定することが大事であることを理解してもらいます。血圧手帳を渡したり，時には，家庭血圧計を貸し出したりすることも考慮します。そして，面談時にきちんと家庭血圧を測定しているかを確認して，継続するように励まします。電話(FAX)，メールなどで励ましたり，生活習慣の改善状況を把握したりすることも必要です。

対象者が必要な支援を受けながら取り組む場合

保健師や管理栄養士が専門性を活かして効果的な保健指導を行います。そのための『CKD進展予防のための保健指導教材』[3]を日本腎臓学会ホームページからダウンロードして活用できます。

頻繁かつ定期的な面談で，生活習慣改善の意義を理解してもらい，状況の把握に努めます。生活習慣の改善の効果を上げるために，時にはかりつけ医と連携することも必要な場合があります。かりつけ医と保健師の連携は地域住民の健康維持のためには必須です。

■ 継続して健診受診のレベル (表3-14 ③)

とくに保健指導は必要ありません。ただし，毎年定期的に検診を受けることの重要性を理解してもらってください。CKDの特徴の一つはほとんどの場合，自覚症状がないことです。自覚症状がないからといって油断せず，定期的に健診を受診することが，CKDの早期発見・早期治療につながります。

血清クレアチニンを測定している場合のフィードバック文例集

血清クレアチニンを測定することによりeGFRがわかりますので，表3-12を用いてより精緻にCKDの重症度を判定することができます。また，該当者には表3-13，3-14を用いて，末期腎不全の危険や心血管疾患による死亡の危険の度合いを数値で示すことができます。

表 3-16　血清クレアチニンを測定している場合の健診判定と対応の分類

健診判定	eGFR(mL/分/1.73 m²)	尿蛋白(−)	尿蛋白(±)	尿蛋白(＋)以上
異常 ↕ 正常	eGFR < 50	①すぐに医療機関の受診を	②医療機関を受診して尿の再検査を	
	50 ≦ eGFR < 60	③生活習慣の改善を		
	60 ≦ eGFR	④今後も継続して健診受診を		

厚生労働省健康局：標準的な健診・保健指導プログラム【改訂版】，p.98，2013 より一部改編

■ 医療機関の受診を急ぐレベル（表 3-16 ①）

　『CKD 診療ガイド 2012』では，専門医への紹介基準として，尿蛋白の有無に関わらず eGFR < 50 mL/分/1.73 m² で専門医へ紹介することが望ましいとしています。一方で，この eGFR の基準を年齢に応じて変えています。すなわち，40 歳未満の若い人では，eGFR < 60 mL/分/1.73 m²，70 歳以上の高齢者では，eGFR < 40 mL/分/1.73 m² で専門医へ紹介することが望ましいとしています。これは年齢とともに GFR が生理的に低下することを考慮したためです。ですから，フィードバック文例集では eGFR < 50 mL/分/1.73 m² となっていますが，年齢により医療機関への紹介基準を柔軟に運用してください。

　また，尿蛋白（＋）以上では eGFR の値いかんに関わらず，医療機関を受診するように勧めてください。**表 3-13A，B** からわかるように，eGFR が 60〜74 mL/分/1.73 m² であれば，尿蛋白陽性の人は陰性の人より末期腎不全に 10〜70 倍なりやすく，心血管疾患による死亡の危険は 2〜4 倍になります。しかし，eGFR が 45〜59 mL/分/1.73 m² では，それらの危険が，それぞれ 40〜150 倍と 3〜4 倍と上がります。eGFR 30〜44 mL/分/1.73 m² では，それぞれ 300〜760 倍と 3〜5 倍に，eGFR 15〜29 mL/分/1.73 m² ではそれぞれ 1,000〜2,200 倍と 5〜8 倍にも上がります。このことを対象者には数値をもって説明し，医療機関を受診することの重要さを理解してもらうようにしてください。

■ 医療機関での尿の再検査レベル（表 3-16 ②）

　eGFR ≧ 50 mL/分/1.73 m² で尿蛋白（±）では，医療機関で尿の再検査を勧めましょう。再検査の結果，尿蛋白が（＋）以上であれば，前述の「医療機関の受診を急ぐレベル」に準じて対処します。再検査の結果，尿蛋白（−）〜（±）であれば，継続して健診を受診するように勧めます。CKD のリスク因子があれば，それらの解消に取り組む必要があります。

ただし，p.49, 50 の「血清クレアチニンを測定していない場合」の「医療機関での尿の再検査レベル」で述べたように，高齢や生活習慣病などのリスク因子がある場合に積極的に尿の再検査を勧め，リスク因子がない場合には継続して健診受診を勧めるという考えも可能です。

尿の再検査を行い，尿蛋白（−）〜（±）であれば，生活習慣の改善をめざすことになります。これは，次の「生活習慣の改善をめざすレベル」と共通しています。

■生活習慣の改善をめざすレベル（表3-16 ③）

尿蛋白（−）で $50 \leq eGFR < 60\ mL/分/1.73\ m^2$ の場合，CKD と診断されますが，差し迫った危険はないと考えられます。そこで，CKD を悪化させないため，生活習慣の改善に努める必要があります。生活習慣の改善は p.49, 50「血清クレアチニンを測定していない場合」の「医療機関での尿の再検査レベル」で述べたことに準じて，対象者に保健指導を行います。

■継続して健診受診のレベル（表3-16 ④）

とくに保健指導は必要ありません。ただし，毎年定期的に健診を受けることの重要性を理解してもらってください。CKD はほとんどの場合，自覚症状がありません。定期的に健診を受診することが，CKD の早期発見・早期治療につながります。

●参考文献
1）日本腎臓学会：CKD 診療ガイド 2012．東京医学社，2012
2）日本腎臓学会：腎機能推定モノグラムと早見表（新式）．http://www.jsn.or.jp/jsn_new/iryou/kaiin/free/primers/pdf/CKD-hayami.pdf
3）木村健二郎ほか：CKD 進展予防のための特定健診と特定保健指導のあり方に関する研究 平成 23 年度総括研究報告書　厚生労働科学研究費補助金［難治性疾患克服研究事業（腎疾患対策研究事業）］．2013

6　尿酸

高尿酸血症と痛風

　血清尿酸値が 7.0 mg/dL を超えている状態を高尿酸血症といいます。高尿酸血症と最も関連の深い疾患は痛風です。関節内で尿酸塩結晶が形成されるために関節炎が起こります。痛風関節炎を発症している場合(既往を含む)は薬物治療の適応になります。痛風関節炎は母趾の付け根の関節(母趾中足趾節関節)，足関節，アキレス腱の付け根などの下肢の関節に好発し，半日ほどでピークに達する疼痛および関節の腫れと発赤を特徴とします(図 3-8)。痛風関節炎は 14 日以内に改善します。

　痛風関節炎を発症している場合(既往を含む)は原則的に薬物治療の適応になりますので，可能な限り受診を勧めてください。後日，対象者が受診したかどうか確認しましょう。

痛風関節炎を発症していない場合

　これから先の文例は，このような痛風関節炎を起こしていない場合を対象としています(表 3-17)。

■ 血清尿酸値が 8.0 mg/dL 以上の場合

　血清尿酸値が上昇すると痛風が発症しやすくなること以外にも，合併症として腎障害[慢性腎臓病(CKD)]，尿路結石，高血圧，虚血性心疾患，糖尿病，メタボリックシンドローム発症のリスクが高くなることが知られています。したがって，血清尿酸値が 8.0 mg/dL 以上の高尿酸血症ではこれらの合併症があるかどうかに注目する必要があります。血清尿酸値が 8.0 mg/dL 以上の場合の対応例を図 3-9 に示します。

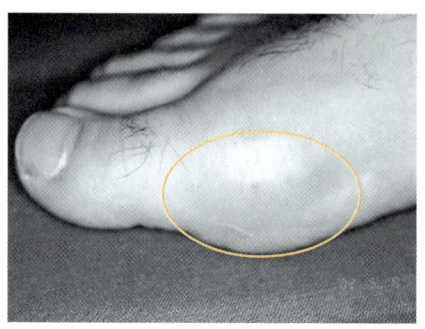

図 3-8　痛風関節炎の腫れ

表 3-17　尿酸値の健診判定と対応の分類

健診判定	血清尿酸値 (mg/dL)	対応
異常	血清尿酸値 ≧ 8.0	①生活習慣を改善したうえで、改善しないなら医療機関受診を
	7.0 ＜ 血清尿酸値 ＜ 8.0	②生活習慣の改善を
正常	1.5 ≦ 血清尿酸値 ≦ 7.0	③今後も継続して健診受診を
異常	血清尿酸値 ＜ 1.5	④医療機関の受診を

厚生労働省健康局：標準的な健診・保健指導プログラム【改訂版】．p.101，2013 より一部改変

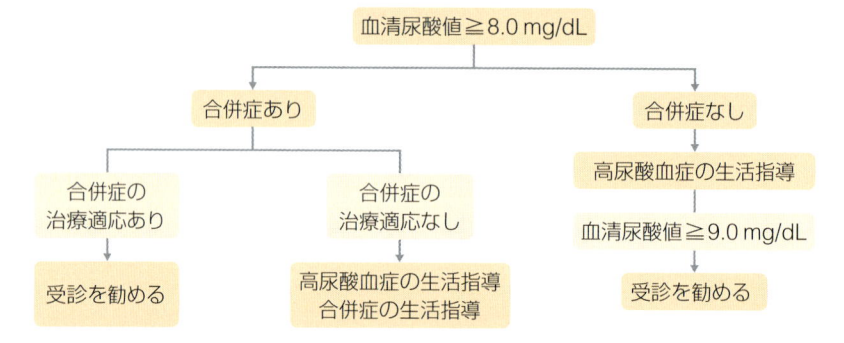

図 3-9　尿酸値の健診判定と対応：合併症の有無別

表 3-18　高尿酸血症に対する生活指導

- 肥満の改善(摂取エネルギーの適正化)
- アルコール飲料の制限
  目安：ビール 500 mL/日，日本酒 1 合/日，ウィスキー 60 mL/日以下
- 果糖の制限
- 野菜以外の高プリン体含有食品の摂取制限
- 乳製品の摂取の推奨，とくに低脂肪乳製品
- 水分摂取の推奨
- 有酸素運動の推奨

合併症がない場合

　合併症がない場合には高尿酸血症に対する生活指導を行いましょう。高尿酸血症に対する生活指導は**表 3-18** を参考にしてください

　体重の増加は血清尿酸値の上昇と密接に関連します。肥満の改善は必要ですが、肥満でなくても予防に努めることが大切です。アルコール飲料はプリン体が含まれているかどうかに関わらず、また種類を問わずに控える必要があります。1 日の目安量はビールで 500 mL，日本酒で 1 合(180 mL)，ワインで 200 mL，ウィスキーで 60 mL 以下です。焼酎もアルコール度数を参考にして量を決めてください。果糖は血清尿酸値を高める作用がありますので、摂取を控えましょう。とくに果汁や砂糖入りソフトドリンクには注意が必要

です。

　プリン体を多く含む内臓類は避けるべきです。しかし，肉や魚など蛋白源になる食品の多くにはプリン体が含まれていますので，極端なプリン体制限は好ましくありません。エネルギーが過剰にならないようにバランスよく摂取しましょう。また，高プリン体含有野菜は痛風発症に関連しないことが示されていますので，摂取してもかまいません。

　乳製品は血清尿酸値を上げる作用がなく，とくに低脂肪乳製品には血清尿酸値を低下させる作用があるといわれています。水分の摂取は高尿酸血症と関連する尿路結石の予防になります。無酸素運動は血清尿酸値を増やしかねませんので，運動療法を勧めるときは，有酸素運動を励行してもらいます。これにより，肥満の改善や防止につながります。なお，コーヒーやビタミンCにも血清尿酸値を下げる作用がありますので，これらの摂取は尿路結石がなければ勧めてよいでしょう。

　このような生活指導によっても血清尿酸値が上昇し 9.0 mg/dL 以上になるようであれば，受診を勧めましょう。痛風の発症頻度は血清尿酸値が上昇するとともに高まりますが，とくに 9.0 mg/dL 以上になると高くなることが示されています。

合併症がある場合

　合併症がある場合，生活指導だけに留めるか受診が必要かの判断は，合併症の程度が参考になると考えられます。上昇した尿酸が原因となって合併症が起こるのかどうかはまだわかっていませんが，血清尿酸値の上昇は合併症の発生と関連することが示されています。

　血清尿酸値が 8.0 mg/dL 以上の対象者の一部では高尿酸血症の薬物治療が行われることがあります。どの対象者に高尿酸血症の薬物治療を行うかの判断は，実際の保健指導の現場では難しい場合が多いと思います。合併症が受診を必要とする程度であれば，受診を積極的に勧めましょう。合併症の評価については個々のガイドラインが参考になります。

　合併症の治療により血清尿酸値が低下する場合もあれば，血清尿酸値を治療することで合併症が改善する場合もあります。高血圧や脂質異常症の治療薬の一部には血清尿酸値を低下させる薬剤もあります。

　合併症があっても受診する程度でなければ高尿酸血症の生活指導とともに合併症の生活指導を行います。受診した対象者であっても高尿酸血症と合併症の生活指導が必要です。定期的に受診していることを確認するとともに，生活指導の継続性にも注意してください。

■ 血清尿酸値が 7.0 mg/dL を超え，8.0 mg/dL 未満である場合（表 3-17 ②）

　高尿酸血症であれば前述の合併症のリスクは上昇します。しかし，この段階であれば，合併症の予防を念頭におき，高尿酸血症の生活指導を進めましょう。この段階では食事療法を含めた生活習慣の改善により血清尿酸値がわずかでも低下することで，血清尿酸値が正常範囲になる可能性があります。このことを対象者に説明して，意欲をもって生活指導に取り組んでいきましょう。

■ 血清尿酸値が 1.5 mg/dL 以上，7.0 mg/dL 以下の場合（表 3-17 ③）

　この範囲は対象者の血清尿酸値が正常であることを示しています。ただし，経年的に見て血清尿酸値が徐々に上昇し，7.0 mg/dL に近づいている場合には生活習慣の変化がないかどうかを確かめ，高尿酸血症の生活指導を参考にし，対象者の生活習慣を評価する必要があります。

■ 血清尿酸値が 1.5 mg/dL 未満の場合（表 3-17 ④）

　この場合は，対象者が低尿酸血症であることを示しています。薬物治療と関係する場合もありますので，確認のうえ医療機関で問い合わせるように勧めてください。

　とくに健康上の問題がなく血清尿酸値がこのように低値の場合は，腎性低尿酸血症が考えられます。これは腎臓からの尿酸の排泄が多すぎるために血清尿酸値が低下する病態であり，尿中で尿酸が増加しているのが特徴です。臨床症状はないことがほとんどで，健康診断などで偶然発見されることが多いとされています。

　一部に尿路結石，血尿，運動後急性腎不全が起こります。運動後急性腎不全は短時間の激しい運動（無酸素運動）後に急性腎不全を発症するものです。運動会などで短距離走を複数回全力で行い，その数時間後に強い背部痛，悪心・嘔吐，腹痛で発症するのが典型例で，若年男性に多いとされます。このような対象者にどの程度の運動を勧めるべきかの見解は定まっていませんが，とくに対象者が激しい運動を行っている場合，行う可能性がある場合には医療機関の受診を勧めましょう。

7 アルコール

アルコールに関する保健指導で用いる言葉の定義

「減酒」とは，アルコール摂取量を減らして飲み続けること，「断酒」とは，今後一生一滴も飲まずアルコールを卒業するということです。

アルコール依存症の診断がついている人には「断酒」，アルコール依存症まではいかないものの何らかのアルコール関連問題を抱え，飲酒習慣を改善する必要がある人には「減酒」を指導していくこととなります。このような指導・介入を機能的かつ簡易に行う手法が「ブリーフインターベンション（簡易介入）」です。

「断酒」か「減酒」かを見極めるにはアルコール使用障害同定テスト（Alcohol Use Disorders Identification Test：以下，AUDIT）という，WHO が開発したスクリーニングテスト（**表 3-19**）が有用です。

なお，「節酒」という言葉も人口に膾炙していますが，この言葉は，本来「断酒」をするべきアルコール依存症者が酒の誘惑を断ちがたく，「今度こそ節度をもって飲む，節酒するぞ」と誓っては大酒を繰り返すという，依存症者の疾病否認にもとづく飲酒行動を表す言葉であるという指摘もあります。近年では健康指導の一環としての酒量低減は「減酒」と表記することが多くなっています。

AUDIT の使い方と点数による対象者の分類

AUDIT は対象者が独力で回答することも可能ですが，質問 2 のドリンク換算（純アルコール量の算出）は，間違いがないか確認したほうがよいでしょう。アルコールの致酔性は酒の種類によらず，含まれるアルコール（エタノール）量に比例するので，このドリンク換算が必要となります。アルコールのドリンク換算法については**表 3-20** と**表 3-21** のドリンク換算表を参考

表3-19 AUDIT（アルコール使用障害同定テスト）

1. あなたはアルコール含有飲料をどのくらいの頻度で飲みますか？

| 0 飲まない | 1 1か月に1度以下 | 2 1か月に2〜4度 |
| 3 1週に2〜3度 | 4 1週に4度以上 | |

2. 飲酒するときには通常どのくらいの量を飲みますか？（換算の目安：表3-20, 21）

| 0 0〜2ドリンク | 1 3〜4ドリンク | 2 5〜6ドリンク |
| 3 7〜9ドリンク | 4 10ドリンク以上 | |

3. 1度に6ドリンク以上飲酒することがどのくらいの頻度でありますか？

| 0 ない | 1 1か月に1度未満 | 2 1か月に1度 |
| 3 1週に1度 | 4 毎日あるいはほとんど毎日 | |

4. 過去1年間に，飲み始めると止められなかったことがどのくらいの頻度でありましたか？

| 0 ない | 1 1か月に1度未満 | 2 1か月に1度 |
| 3 1週に1度 | 4 毎日あるいはほとんど毎日 | |

5. 過去1年間に，普通だと行えることを飲酒していたためにできなかったことがどのくらいの頻度でありましたか？

| 0 ない | 1 1か月に1度未満 | 2 1か月に1度 |
| 3 1週に1度 | 4 毎日あるいはほとんど毎日 | |

6. 過去1年間に，深酒の後体調を整えるために，朝迎え酒をせねばならなかったことが，どのくらいの頻度でありましたか？

| 0 ない | 1 1か月に1度未満 | 2 1か月に1度 |
| 3 1週に1度 | 4 毎日あるいはほとんど毎日 | |

7. 過去1年間に，飲酒後罪悪感や自責の念にかられたことがどのくらいの頻度でありましたか？

| 0 ない | 1 1か月に1度未満 | 2 1か月に1度 |
| 3 1週に1度 | 4 毎日あるいはほとんど毎日 | |

8. 過去1年間に，飲酒のため前夜の出来事を思い出せなかったことがどのくらいの頻度でありましたか？

| 0 ない | 1 1か月に1度未満 | 2 1か月に1度 |
| 3 1週に1度 | 4 毎日あるいはほとんど毎日 | |

9. あなたの飲酒のために，あなた自身か他の誰かがけがをしたことがありますか？

| 0 ない | 2 あるが，過去1年にはなし | 4 過去1年間にあり |

10. 肉親や親戚，友人，医師，あるいは他の健康管理に携わる人が，あなたの飲酒について心配したり，飲酒量を減らすように勧めたりしたことがありますか？

| 0 ない | 2 あるが，過去1年にはなし | 4 過去1年間にあり |

厚生労働省健康局：標準的な健診・保健指導プログラム【改訂版】．p.182，2013より一部改変

にしてください。

　AUDITの質問1〜10の合計点をもとに，15点以上，8〜14点，7点以下の3階層に分類をします。

　15点以上の場合はアルコール依存症の疑いがあると判定され，専門医療機関で治療を受けられるよう支援します。8〜14点は飲酒問題があるものの依存症には至っていないということで，対象者自らが行う減酒への取り組み

表 3-20　AUDIT の解説とドリンク換算法

(1)「ドリンク」数の計算には次の式を用います。

　　純アルコール量(g) = 飲んだ酒の量(mL) × 酒の濃度(度数 /100) × 0.8
　　ドリンク数 = 純アルコール量(g) ÷ 10

　例
　　①日本酒(15度)1合のドリンク数は？
　　　180 mL(1合) × 0.15 × 0.8=21.6 g (≒ 2.2 ドリンク)
　　②さらに，ビール(5度)350 mL 缶を2本飲めば，
　　　350 mL × 2 × 0.05 × 0.8=28 g (=2.8 ドリンク)
　　③①と②で合計 5.0 ドリンク

(2) AUDIT の質問 2〜8 については，より近いと思われる項目を選ぶよう対象者に伝えてください。

(3) ここではアルコール依存症を疑う境界を 14 点と 15 点の間においていますが，AUDIT の点数はあくまでも判断材料の 1 つであり，アルコール依存症か否かに関しては医師が総合的に診断します。

(4) 対象者が問題を隠していれば，依存症に分類されるべき人がこの減酒指導群に入ってしまいます。点数は 14 点以下であっても，深刻な問題点があれば，専門医療機関で相談することを勧めてください。
　この場合の深刻な飲酒問題とは，次のようなものをさします。
　・飲酒すると，大声を出したり，暴力的になったりして，周囲に迷惑をかける場合
　・肝臓障害，膵炎，低栄養状態，うつ病など，飲酒が原因の深刻な健康問題が併存している場合
　・飲酒が原因の深刻な家族問題，社会的問題がある場合（暴力・暴言，養育拒否，虐待など）

(5) **AUDIT の結果が 15 点以上の場合は，アルコール依存症の疑いが強いケースです。**
　専門的な治療が必要になりますので，対象者の気づきを促しつつ，可能なら精神保健福祉センター等と連携して，アルコール依存症の専門医療機関での治療につながるよう支援してください。
　対象者が治療を受けようとせず，家族からの協力も得られないといった，対象者を治療につなげることが困難な事例もあります。その場合は，決して 1 人で背負いこまないようにし，チームの仲間と情報を共有し，仲間からの協力を得るようにしてください。

厚生労働省健康局：標準的な健診・保健指導プログラム【改訂版】．p.179，2013 より一部改変

を支援します。7 点以下の場合，問題飲酒はないと判断され，特別な介入は実施しません。以下に文例とともに指導時のポイントを示します。

■15 点以上の場合

対象者への説明の例

　アルコール依存症の疑いがあります。「このままだとまずいな」とご自分で思われたこともあるのではないでしょうか。アルコール依存症は性格や生き様の問題ではありません。飲み方をコントロールできない（できているときもあるが，結局できなくなる）という 1 つの病気です。最近は飲みたい気持ちを抑えるような薬も使えるようになりましたし，どうすれば飲まずにいられるかというテクニックもいろいろあります。40℃の発熱で動けない人に「気合で働け」と言うのが酷なように，アルコール依存症の人にただ「飲むな」と言ってもそれは無体な話です。すぐに専門病院を受診してください。病気で

表 3-21　ドリンク換算表

種類	量	ドリンク数
(1) ビール(5%)・発泡酒	コップ(180 mL)1 杯	0.7
	小ビンまたは 350 mL 缶 1 本	1.4
	中ビンまたは 500 mL 缶 1 本	2.0
	大ビン 1 本	2.5
	中ジョッキ(320 mL)1 杯	1.3
	大ジョッキ(600 mL)1 杯	2.4
(2) 日本酒(15%)	1 合(180 mL)	2.2
	お猪口(30 mL)1 杯	0.4
(3) 焼酎・泡盛(20%)	ストレートで 1 合(180 mL)	2.9
焼酎・泡盛(25%)	ストレートで 1 合(180mL)	3.6
焼酎・泡盛(30%)	ストレートで 1 合(180 mL)	4.3
焼酎・泡盛(40%)	ストレートで 1 合(180 mL)	5.8
(4) 酎ハイ(7%)	コップ(180 mL)1 杯	1.0
	350 mL 缶酎ハイ 1 本	2.0
	500 mL 缶酎ハイ 1 本	2.8
	中ジョッキ(320 mL)1 杯	1.8
	大ジョッキ(600 mL)1 杯	3.4
(5) カクテル類(5%) 果実味などを含んだ甘い酒	コップ(180 mL)1 杯	0.7
	350 mL 缶 1 本	1.4
	500 mL 缶 1 本	2.0
	中ジョッキ(320 mL)1 杯	1.3
(6) ワイン(12%)	ワイングラス(120 mL)1 杯	1.2
	ハーフボトル(375 mL)1 本	3.6
	フルボトル(750 mL)1 本	7.2
(7) ウイスキー,ブランデー,ジン, ウォッカ,ラムなど(40%)	シングル水割り 1 杯(原酒で 30 mL)	1.0
	ダブル水割り 1 杯(原酒で 60 mL)	2.0
	ショットグラス(30 mL)1 杯	1.0
	ポケットビン(180 mL)1 本	5.8
	ボトル半分(360 mL)	11.5
(8) 梅酒(15%)	1 合(180 mL)	2.2
	お猪口(30 mL)	0.4

厚生労働省健康局：標準的な健診・保健指導プログラム【改訂版】．p.183，2013 より一部改変

ある以上，早めに見つけて早めに治療を始めればその後の治療が楽になります。

担当者の心構え

　アルコール依存症の診断は AUDIT だけでできるものではありません。専

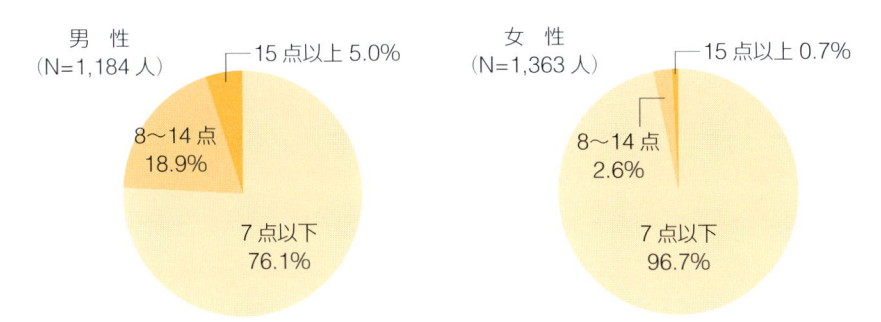

男性
(N=1,184人)
- 15点以上 5.0%
- 8～14点 18.9%
- 7点以下 76.1%

女性
(N=1,363人)
- 15点以上 0.7%
- 8～14点 2.6%
- 7点以下 96.7%

樋口進ほか：成人の飲酒実態と関連問題の予防に関する研究　平成16年度総括研究報告書．厚生労働省科学研究費補助金健康科学総合研究事業，25-54，2004より作成

図3-10　一般住民におけるAUDITの点数別分布

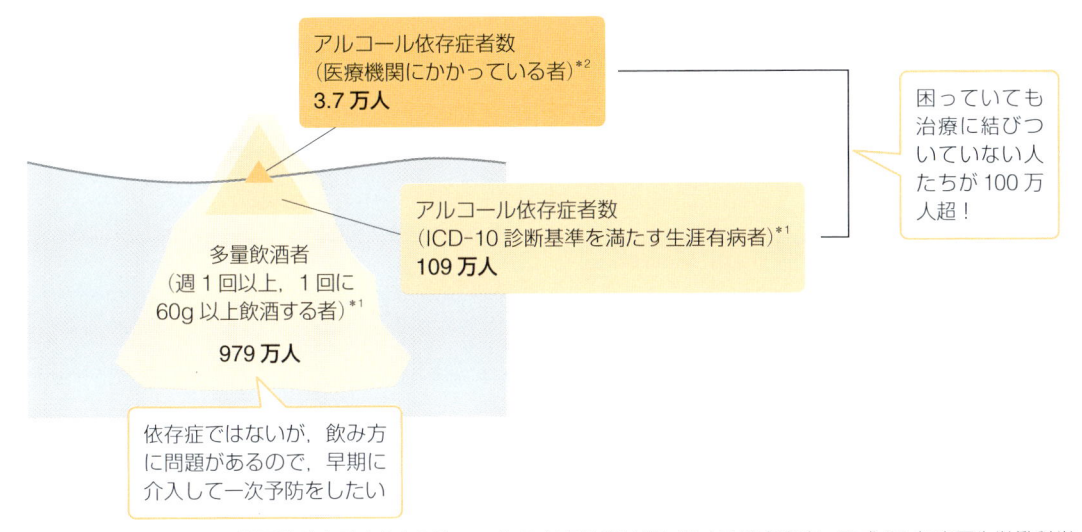

アルコール依存症者数
（医療機関にかかっている者）[2]
3.7万人

アルコール依存症者数
（ICD-10診断基準を満たす生涯有病者）[1]
109万人

多量飲酒者
（週1回以上，1回に60g以上飲酒する者）[1]
979万人

困っていても治療に結びついていない人たちが100万人超！

依存症ではないが，飲み方に問題があるので，早期に介入して一次予防をしたい

[1]　樋口進ほか：WHO世界戦略を踏まえたアルコールの有害使用対策に関する総合研究．平成25年度厚生労働科学研究費補助金　循環器疾患・糖尿病等生活習慣病対策総合研究事業，19-28，2013
[2]　厚生労働省：平成23年患者調査(傷病分類編)．p.39，2011

図3-11　アルコール氷山の実態

門医による総合的な判断でなされます。とはいえ，一般住民においてこのテストで15点以上となる人は男性で約5％，女性では1％未満に過ぎません（図3-10）。一度は専門病院を受診してアルコール依存症を除外する必要があります。

　否認が強い場合に医療機関へつなげることは，ベテラン保健師にとっても困難なものです。まずは身体の問題を糸口にするとよいかもしれません。保健指導のなかだけで対応が困難な場合は，地域の保健師等と情報を共有してください。継続的な関わりのなかで初めて治療への導入が可能になることも多いです。

こんな場合は…

「俺が依存症なら俺の周りはみんな依存症だ！」

　確かに飲む人の周囲には飲む人が集まる傾向があります。図3-11のように国内のアルコール依存症者の数は109万人と推計されているにもかかわらず，実際に医療機関にかかっている数は4〜5万人程度です。あなたは5％しかいない治療につながるラッキーな人である，と幸運を強調してください。

「強く拒否され介入を中断しました，介入した意味がなかったのではと思うと虚しくなります…」

　専門病院の外来では「10年前に健康診断でお酒の問題を指摘されて，ずっと気になっていたけどやっと今日受診しました」という方がたまにいらっしゃいます。拒否が強く，一見介入が失敗したと思われるケースでも，実は対象者の心の中に治療の芽を植えつけることができていたわけです。あなたの努力は無駄ではありません。

■ 8〜14点の場合

対象者への説明の例

　アルコール依存症まではいっていないようですが，何らかのお酒の問題があるのではないでしょうか？　お酒で心配なことはありませんか？（しばらく考えてもらいます。出てこないようであれば，たとえば以下のような問題がないか一緒に確認します。）

- 身体の問題：肝機能低下，物忘れや集中力の低下（アルコールによる脳萎縮），手足のしびれ（末梢神経障害）
- 精神の問題：うつ病やパニック障害の合併（治療中は飲酒を控える）
- 家庭や職場での問題：電車で寝込んで降りられない，トイレを失敗する，お金を使いすぎる

　適度なお酒は1日に2ドリンクまで（ビールなら500 mL，日本酒なら約1合）なのです（少なくてびっくりすると思います）。その倍だと高血圧や脂質異常症，脳卒中や虚血性心疾患といったさまざまな病気を発症する危険が高まります。その3倍（ビールなら1,500 mL，日本酒なら約3合）では完全に飲み過ぎのレベルです。お酒を末永く楽しむためには，節度ある適度な飲酒を心がけてください。

担当者の心構え

　介入の手順は図3-12のようにまとめられています。介入1回目に問題点

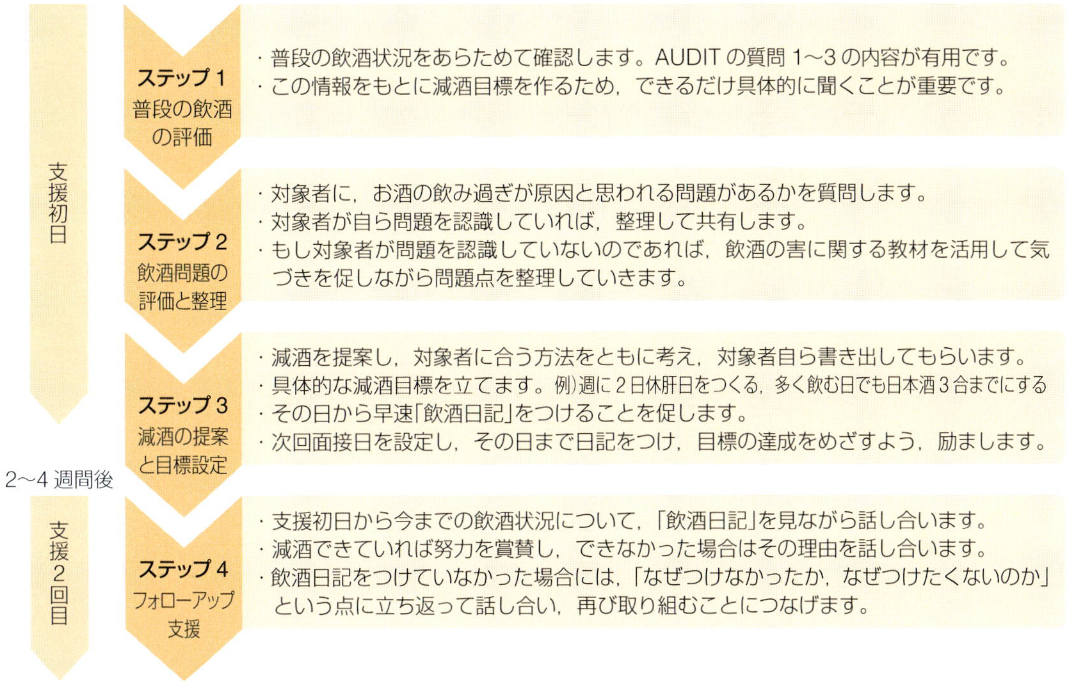

7 アルコール

```
支援初日
  ステップ1 普段の飲酒の評価
    ・普段の飲酒状況をあらためて確認します。AUDITの質問1〜3の内容が有用です。
    ・この情報をもとに減酒目標を作るため，できるだけ具体的に聞くことが重要です。

  ステップ2 飲酒問題の評価と整理
    ・対象者に，お酒の飲み過ぎが原因と思われる問題があるかを質問します。
    ・対象者が自ら問題を認識していれば，整理して共有します。
    ・もし対象者が問題を認識していないのであれば，飲酒の害に関する教材を活用して気づきを促しながら問題点を整理していきます。

  ステップ3 減酒の提案と目標設定
    ・減酒を提案し，対象者に合う方法をともに考え，対象者自ら書き出してもらいます。
    ・具体的な減酒目標を立てます。例）週に2日休肝日をつくる，多く飲む日でも日本酒3合までにする
    ・その日から早速「飲酒日記」をつけることを促します。
    ・次回面接日を設定し，その日まで日記をつけ，目標の達成をめざすよう，励まします。

2〜4週間後

支援2回目
  ステップ4 フォローアップ支援
    ・支援初日から今までの飲酒状況について，「飲酒日記」を見ながら話し合います。
    ・減酒できていれば努力を賞賛し，できなかった場合はその理由を話し合います。
    ・飲酒日記をつけていなかった場合には，「なぜつけなかったか，なぜつけたくないのか」という点に立ち返って話し合い，再び取り組むことにつなげます。
```

厚生労働省健康局：標準的な健診・保健指導プログラム【改訂版】．p.180，2013より一部改変

図3-12 減酒支援（ブリーフインターベンション）の具体的な手順

表3-22 飲酒日記

・自分の飲酒習慣を変えたいと思っている人は，毎日の飲酒を正直に記録していくことが手助けになります。
・自分が立てた目標を記録することで，少しずつ目標に向かっていることが確認でき，励みにもなります。
・ここでまず，あなたが立てた飲酒目標を確認しましょう。

私の飲酒目標は _____ です。

（　）週目	飲んだ種類と量	飲んだ状況	飲酒目標達成
月　日（　）			
月　日（　）			
月　日（　）			
月　日（　）			
月　日（　）			
月　日（　）			
月　日（　）			

飲酒日記のつけ方
1. まず［飲んだ種類と量］を記入してください。できるだけ具体的に書いてください。2種類以上のお酒を飲んだ場合には，それぞれ書いてください。
2. 飲酒した時は［飲んだ状況］を記入します。
3. お酒を飲まないで済んだ日には，その理由や飲まないためにあなたが使った方法を［飲んだ状況］に記入してください。
4. ［飲酒目標達成］には，まったく飲まなかった場合「◎」，飲んだが飲酒目標以下であった場合「○」，飲酒目標を超えてしまった場合「×」を記入してください。

厚生労働省健康局：標準的な健診・保健指導プログラム【改訂版】．p.181，2013より一部改変

III フィードバック文例集活用の手引き

の洗い出しと目標の設定をし，2〜4週間程度空けます。その間に「飲酒日記」(**表 3-22**)をつけてもらい，2回目はその日記にもとづいて介入してください。

減酒支援のポイント
・「何らかの形で始める」ことが重要です。
　評価のための聞き取りだけでも，酒量が減ることが多くみられますので，支援内容の細部にこだわり過ぎず，とにかく始めてみましょう。
・共感することが重要です。
　飲酒習慣を変えることの困難さ，背景にあるかもしれないその人の人生の労苦を受けとめて共感する姿勢を示すと，介入効果も高まります。
・減酒目標は達成可能なものにし，押しつけることなく対象者が自ら設定することを支援しましょう。
・1回目の支援を行ってから2回目の支援(フォローアップ支援)を行うまでの期間は，2〜4週間程度が適当ですが，これはあくまで目安ですので，保健指導の流れに合わせて柔軟に対応してください。また，支援は基本2回ですが，可能であれば3回，4回と続けるとより高い効果が期待できます。
・フォローアップ時に飲酒量が減っていなくとも，再度チャレンジしてみるよう促しましょう。

　目標が高すぎると思われた場合には，フォローアップ支援時に目標を見直すことも可能です。

こんな場合は…
「本人の意欲はあるようですが，酒量が減りません」
　もし，アルコール依存症の人にこの減酒支援を実施した場合，酒量の低減効果は低くなるといわれています。飲酒量の多い対象者であって，支援を開始して4〜6週間たっても酒量が減らないか，むしろ増えた場合には，専門医療機関への受診も検討してください。

「AUDITの点数は10点程度なのですが，深刻な問題がありそうとの周囲からの情報があります」
　対象者が問題を隠しているか否認しているかもしれません。可能であれば一緒に問題を振り返りながら，本当に問題がないか確認していきましょう。下記のような兆候があれば，AUDITの点数に関わらず専門病院の受診を勧

めてください。
・飲酒機会は少なくても，酔うと暴力的になるなど問題行為がある
・肝臓障害，膵炎，うつ病など飲酒に関連する合併症がある
・飲酒に関連する家庭内の問題，職場の問題がある

「『それっぽっちしか飲めないなら，いっそ**断酒する！**』と言いだしました」
　大変よいことです。「酒は百薬の長」などといわれますが，断酒を決意した人に飲酒を勧める必要はありません。断酒を応援しましょう。

■7点以下の場合

対象者への説明の例

　このテストでみる限りお酒とは上手におつきあいされているようです。
　このペースを崩さずにおいしいお酒をお楽しみください。年齢や環境の変化で将来，「酒に弱くなった，おいしくなくなった」と感じることがあったら，お酒とのつきあい方を見直してください。

その他の参考になる情報源

・専門医療機関については，地元の保健所や精神保健福祉センターにご確認ください。残念ながら現状では地方での選択肢はあまり多くありません。
・久里浜医療センターホームページに「介入ツール」等がまとめてあります[*1]。
・アルコール問題に関心がある人は，同センターホームページの「情報ボックス」[*2]や厚生労働省によるe-ヘルスネット[*3]も参考になります。

*1　http://www.kurihama-med.jp/kaijo_tool/index.html
*2　http://www.kurihama-med.jp/info_box/index.html
*3　http://www.e-healthnet.mhlw.go.jp/information/alcohol

IV

PDCAサイクル実践法

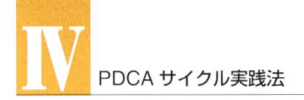

PDCAサイクルとは

　第二期の改訂版ではPDCAサイクルの活用が推奨されています。PDCAサイクルは，もともと生産管理や品質管理などの管理業務を円滑に進める方法論の1つで，「Plan（計画）」→「Do（実行）」→「Check（評価）」→「Act（改善）」の4段階を繰り返すことによって，業務を継続的に改善することをめざします（図4-1A）。経営学や事業の世界では半ば常識的に使われている方法論ですが，公衆衛生領域の保健師，管理栄養士のみなさんは，日常業務で実際にPDCAサイクルを使用することはあまりなかったと思います。この方法論は特定健診・保健指導のみならず，他の感染症対策や介護予防事業などの分野にも使えるので，この機会にマスターするとよいでしょう。

■PDCAサイクルの必要性

　生活習慣病対策の中核的な施策である特定健診・保健指導の目的は，高血圧や糖尿病などの生活習慣病の罹患者や予備群の人を減らし，医療費の適正化を図ることです。そのため，生活習慣病の有病者数や医療費をどのくらい抑制できたかが重要な指標になります。

　しかしながら，そうした数値はあくまで「結果」であって，問題の解決方法を探る場合や，数値を改善する方法を検討する場合には「結果」だけではほとんど役立ちません。「どこに問題があり，どのように解決すべきか」を検討できないわけです。たとえば，ある地域で糖尿病の保健指導介入の事業を行ったものの，患者が50人増加してしまったとします。「なぜ予防介入の対策を実施したのに増加してしまったのか」を検討するとき，患者数増加という「結果」の情報だけでは問題解決に役立ちません。検討に必要なのは，「保健指導対象者の選択に問題はなかったか」「保健指導プログラムのどこに問題があったか」「食事アセスメントや指導教材は有効だったか」という情報です。

　とはいえ，こうした情報を得ようとしたり，解決を試みたり，と奮闘するのは労力や時間がかかります。そこで，系統立った解決方法，すなわち

(A) PDCA サイクルの展開　　(B) PDCA サイクルにおける正のスパイラル

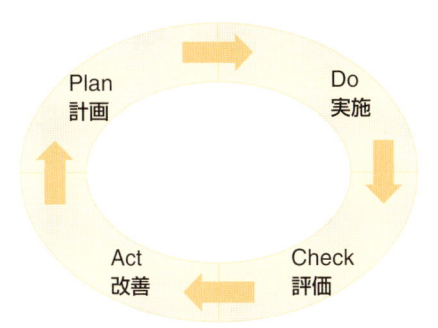

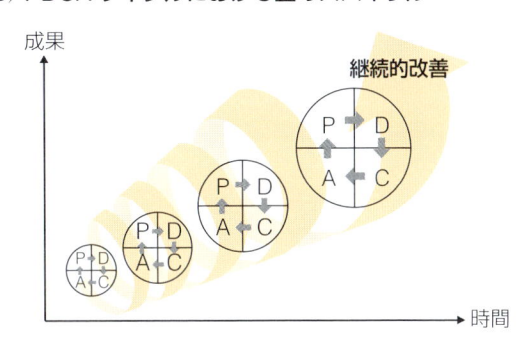

図 4-1　PDCA サイクル

PDCA サイクルが問題解決に必要不可欠な方法となります．混沌として山積みになっている特定健診・保健指導の問題点を明快に解きほぐし，改善策を考え出し，計画を立て実行する，といった方法を円滑に展開できるテクニックなのです．

■ 概略について

改訂版に掲示された PDCA サイクル（図 4-2）は，若干複雑で少々わかりにくいかもしれません．この図は「実施（Do）」の段階および PDCA 全体という 2 つのサイクルから成り立っています．

まず「実施（Do）」の段階のサイクルでは「対象者のライフスタイルや行動変容の準備状態に合わせた学習教材を用意」と書かれた項目に，「より効率的・効果的な方法・内容に改善」と添え書きされた矢印がフィードバックされた形式で表現されています．

一方，全体の PDCA サイクルには「評価（Check）」の指標として「医療費の適正化」などが書かれているので，少なくとも 5 年程度かそれ以上の長いサイクルの時間軸を前提にしています．

PDCA は，前述したようにもともと管理業務を円滑に進める方法の 1 つで，「Plan（計画）」→「Do（実行）」→「Check（評価）」→「Act（改善）」の 4 段階を繰り返すことによって，業務を継続的に改善させるための方法論です．みなさんは PDCA サイクルの回転に乗り，問題解決へ進めばよいわけです．

毎年，PDCA サイクルを実行して少しずつプログラムを改善し，正のスパイラルを描きながら，第二期の最終年度の 2017 年度には確実に成果を出せるようにしましょう（図 4-1B）．

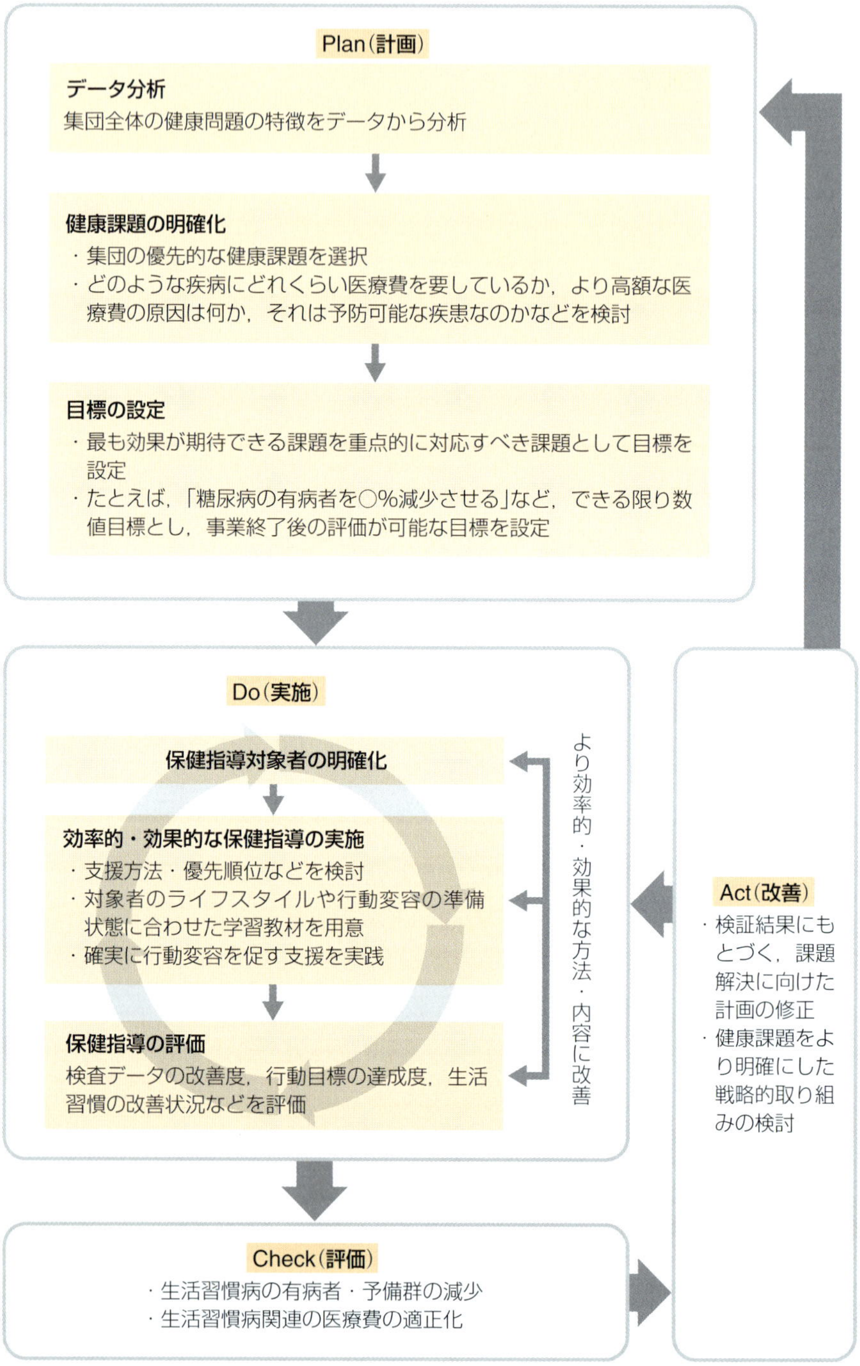

IV PDCAサイクル実践法

Plan（計画）

データ分析
集団全体の健康問題の特徴をデータから分析

健康課題の明確化
・集団の優先的な健康課題を選択
・どのような疾病にどれくらい医療費を要しているか，より高額な医療費の原因は何か，それは予防可能な疾患なのかなどを検討

目標の設定
・最も効果が期待できる課題を重点的に対応すべき課題として目標を設定
・たとえば，「糖尿病の有病者を〇％減少させる」など，できる限り数値目標とし，事業終了後の評価が可能な目標を設定

Do（実施）

保健指導対象者の明確化

効率的・効果的な保健指導の実施
・支援方法・優先順位などを検討
・対象者のライフスタイルや行動変容の準備状態に合わせた学習教材を用意
・確実に行動変容を促す支援を実践

保健指導の評価
検査データの改善度，行動目標の達成度，生活習慣の改善状況などを評価

より効率的・効果的な方法・内容に改善

Act（改善）
・検証結果にもとづく，課題解決に向けた計画の修正
・健康課題をより明確にした戦略的取り組みの検討

Check（評価）
・生活習慣病の有病者・予備群の減少
・生活習慣病関連の医療費の適正化

厚生労働省健康局：標準的な健診・保健指導プログラム【改訂版】．p.9, 2013 より一部改変

図 4-2　保健事業（特定健診・保健指導）の PDCA サイクル図

Cから始める実践方法

　特定健診・保健指導のさまざまな問題の改善を試みる場合，Check（評価）から始めるべきです。研究者の間では，Planが先かCheckが先かという論争もありますが，特定健診・保健指導の業務に従事しているみなさんはCheck（評価）から始めましょう。その第一の理由は，現状の特定健診・保健指導の問題点およびその原因を明らかにしたい，という目的があり，最初に問題の分析のCheck（評価）が必要と考えるからです。

　第二の理由は，みなさんは第一期の5年間の蓄積データに恵まれているということです。額面どおりにPlan（計画）から始めず，最も重要で中心になるCheck（評価）の作業に取りかかり，問題点の改善に向けた分析を始めるべきです。

Cにおける評価対象

　Check（評価）における具体的な評価作業を実施する際，その対象として個人，集団，事業の3つが考えられます。

■「個人」を対象とした評価

　「個人」の対象者に対する保健指導効果の評価は，成功した理由および失敗した理由の分析を行い，その記録を残しておくと，以後の対象者自身に限らず他の対象者に活用できます。たとえば体重が減少して血圧が下がり，同時に血糖値や脂質異常も改善した対象者がいたとします。本人のやる気のみならず，適切な食事アセスメントによる食生活改善で肉中心の食事から野菜中心にシフトしたならば，そのときの食事アセスメント方法，使った教材，面談記録などから成功した保健指導を分析し，貴重な記録として活用しましょう。

　評価対象として注意が必要なのは「集団」です。集団のなかには改善した人もいれば悪化した人もいますので，集団に対する保健指導の評価は単純には

Ⅳ PDCAサイクル実践法

できません。Check(評価)の作業を行うために、ストラクチャー(構造)、プロセス(過程)、アウトプット(事業実施量)、アウトカム(成果)の4つの観点から検討しますが、ここではアウトカムの観点からCheck(評価)の作業について説明します。

図4-3はX自治体における動機づけ支援の対象者である男性73人の体重増減の度数分布図です。2011年度の体重から2010年度の体重を単純に引いた結果です。縦軸を人数、横軸を改善のkg値(-は減少、+は増加)を表し、曲線は分布をわかりやすく把握するために補助的に描いたものです。対象人数(73人)、その対象者における体重減少人数(改善)と体重増加人数(悪化)の比率(62%：38%)、対象集団の平均値(-0.41 kg)が記載されています。

残念ながら、度数分布の形状は正規分布に近いものになっており、体重は減った人もいれば増えた人もいて、ゼロ線(0 kg)を境に対称的で、平均値はほとんどゼロ(-400 g程度)でした。要するに、体重に関する保健指導介入は動機づけ支援の集団全体として見ればほとんど効果がなく、この動機づけ支援のプログラム実施は失敗だったと言ってよいでしょう。X自治体の保健師さんによると、「保健指導介入の回数が少なく間隔も空いていたので、関心が薄い人や関心がない人たちが体重を増加させてしまった」ということでした。図4-3のような度数分布は動機づけ支援に非常に多く見られる形状で、保健指導がその集団全体に対してほとんど影響を与えていないことを表しています。

■「集団」を対象とした評価

もう少し大きな単位の都道府県ではどうなるでしょうか。図4-4は、Y県の保健指導を受けた「積極的支援」および「動機づけ支援」の体重変化の平均値を示したものです。県内でそれぞれの保健指導を受けたすべての人のデータを使用し、それぞれの人の2011年度の体重から2010年度の体重を単純に引いた結果です。縦軸を体重の変化分で表し、積極的支援と動機づけ支援を年齢層別に示しました。

Y県では、積極的支援の対象者の体重は、平均で男性は1.16 kg、女性は1.26 kg減少しています。動機づけ支援の対象者は、65歳未満では男性0.67 kg、女性0.78 kg、65歳以上では男性0.79 kg、女性0.88 kg減少していました。

全国の平均値とY県を比較すると、積極的支援における体重減少は全国がおおむね1 kg、Y県は男性が1.16 kg、女性は1.26 kgだったので、Y県という集団に対する評価は全国的には中位といえるでしょう。性別で分類され

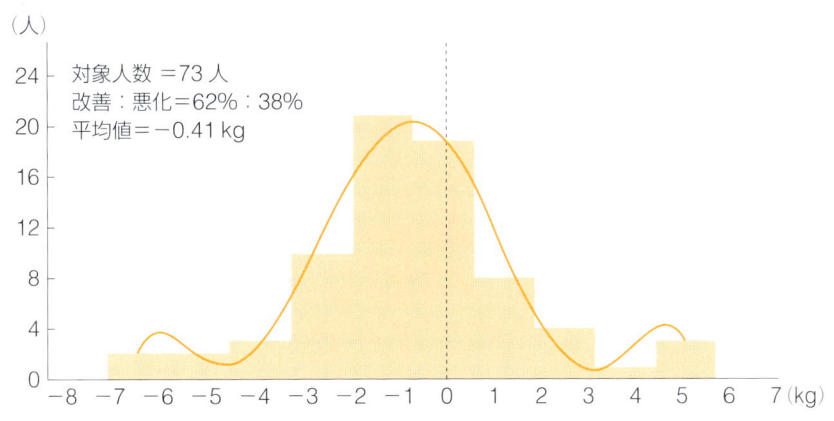

図4-3　市町村を「集団」の単位とした場合

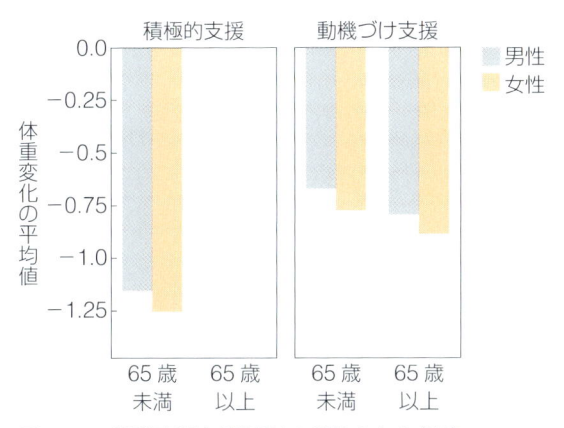

図4-4　都道府県を「集団」の単位とした場合

た集団では，女性の体重減少分がすべてのカテゴリーで男性よりも大きいという成果が得られました。また保健指導の介入強度の違いによる分類，すなわち積極的支援の集団と動機づけ支援の集団を比較すると，積極的支援の集団の改善幅のほうが大きい成果でした。さらに，動機づけ支援における年齢別では，65歳未満に比べて65歳以上が男性も女性も勝っていました。

■「事業」を対象とした評価

　そして「事業」に対する保健指導の評価です。この場合にもさまざまな視点があります。保健分野の「事業」を実施したわけですから，その事業の採算はどうだったのか，すなわち費用対効果（体重を1kg下げるためにいくらの費用がかかった計算になるのかなど）という医療経済的な視点の評価が必要でしょう。また，大きな事業として地域全体で特定健診・保健指導に取り組み，制度の推進をした場合には，地域全体がどのように行動変容を起こし，地域

IV PDCA サイクル実践法

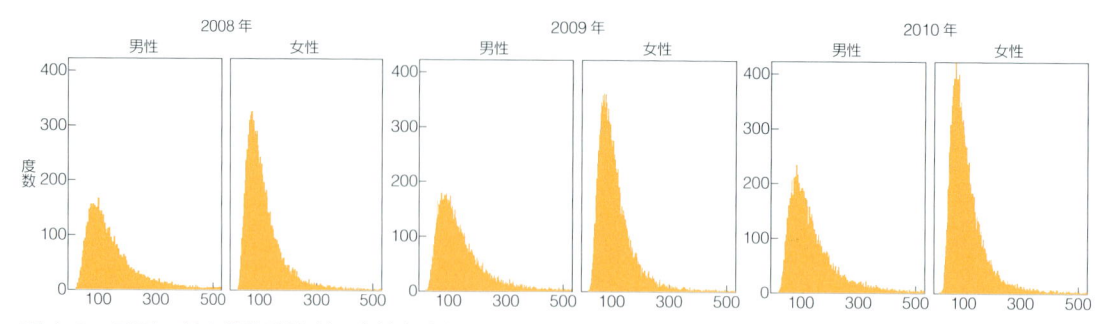

図 4-5　Z 区の特定健診受診者の中性脂肪(mg/dL)の度数分布の変化

全体として体重や血圧，中性脂肪などが改善したかを評価する視点はより一層重要です。

すなわち，保健指導を受けたグループと受けなかったグループの比較のみならず，健診を受けたすべての人の健診データを活用して地域全体がどのように変化したかを評価します。この視点は地域の生活習慣病対策の指標につながるわけで，公衆衛生学的には非常に重要です。ここでもアウトカムの視点から説明します。

事業に対する保健指導の評価の一例として Z 区の例を見てみましょう。Z 区は特定健診・保健指導制度の開始以後，制度で決められた保健指導以外にも生活習慣病対策のキャンペーン，医師会主催の健康まつりなどのイベントや啓発活動が熱心に実施され，地域全体で取り組みが展開されていました。図 4-5 は Z 区の特定健診のすべての受診者のデータをデータの可視化の方針に従って，3 年度にわたる中性脂肪の度数分布図にしたものです。

Z 区全体での「事業」の効果が年を追って浸透すれば，右に伸びている裾野の分布が少なくなり左にシフトし，地域全体として中性脂肪は改善(減少)していることになります。時系列的に 3 つの図は若干左にシフトしているように見えます。

そこで，本当にシフトしているかどうかを検討するために，図 4-5 の中性脂肪の度数分布図を統計量(パーセンタイル)の表(男女合計)にしました(表 4-1)。パーセンタイルを比較すると，50 パーセンタイルで 104 mg/dL → 102 mg/dL → 99 mg/dL，80 パーセンタイルで 164 mg/dL → 161 mg/dL → 159 mg/dL，95 パーセンタイルで 277 mg/dL → 267 mg/dL → 263 mg/dL となり，50/80/90/95 パーセンタイルのすべてが 3 年度にわたって減少していました。よって Z 区の「事業」の効果は中性脂肪の改善で良好な成果を得たといってよいでしょう。

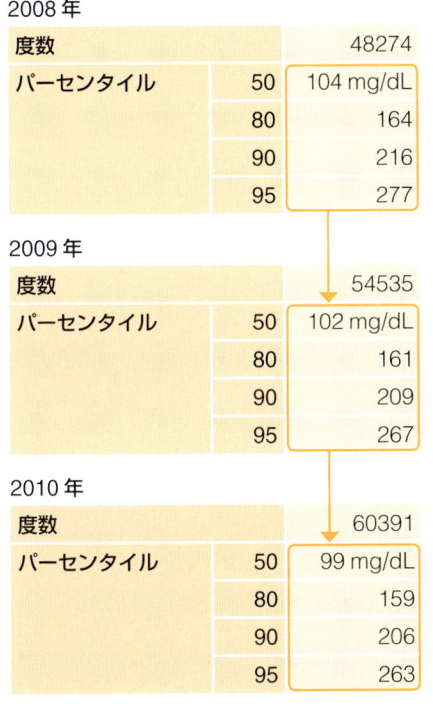

表4-1　図4-5を統計量の表に変換したもの

2008年

度数		48274
パーセンタイル	50	104 mg/dL
	80	164
	90	216
	95	277

2009年

度数		54535
パーセンタイル	50	102 mg/dL
	80	161
	90	209
	95	267

2010年

度数		60391
パーセンタイル	50	99 mg/dL
	80	159
	90	206
	95	263

Check(評価)の実践

■Act(改善)が見えてくるCheck(評価)

　Check(評価)の分析を行う時には，前述したように通常はストラクチャー(構造)，プロセス(過程)，アウトプット(事業実施量)，アウトカム(成果)の分析の4つの視点から問題を整理していきます。その際に最も注意することは「改善策が見えてくる評価を行う」ということです。Check(評価)分析を行う時に，思いつくままに問題点を列挙するだけではよい分析とはいえません。必ず次の段階のAct(改善)の対応策が見えてくるようなCheck(評価)分析をするようにしましょう。

　そのためには第一に，保健事業を進めてきた過去5年間，あるいは昨年度の問題点に対して「真実を正しく認識する」ことです。要するに，目先の現象だけでなく背後関係も含めて正確に現実を把握することです。

　人は，目立っていることや身近なことにどうしても気を取られてしまいます。「保健指導を行ったが対象者の中性脂肪が減らなかった。無関心期にいるから食事内容を変えてくれなかった」という評価は表面的過ぎます。この

場合，食事内容に鋭敏に反応する中性脂肪についての指導ですから，食事アセスメントを正確に実施できていたのか，食事摂取と中性脂肪値の関係および中性脂肪と動脈硬化の関係(疾病リスク)などを対象者にわかりやすく説明できていたのか，など背後にある事実を考察し，掘り下げた Check(評価)分析をすべきです。

第二に，保健指導の失敗を「正しく理解する」ことです。「食事アセスメントを粗く実施したため適切な食事指導ができなかった」「『動物性脂肪は体によくない』という説明だけで病態生理をわかりやすく説明しなかった」，などと現象の本質的な要因を正しく理解することです。この程度まで自分たちが実施した保健指導を客観視し，正確に評価できれば，成功の道はかなり近いでしょう。

これらに留意しながら Check(評価)分析を行えば，自ずと検討すべき Act(改善)の輪郭が現れてきます。手始めに「なぜ，この結果になったか」と自問自答しながら書き出してください。そうすれば必ず Act(改善)が見えてくる Check(評価)ができあがります。

以下では，ストラクチャー(構造)，プロセス(過程)，アウトプット(事業実施量)，アウトカム(成果)の4つの視点で評価した事例について解説します。

■ストラクチャー評価の事例

ストラクチャー評価は保健事業を実施するための仕組みや体制を評価するものです。具体的な評価指標としては，保健指導に従事する職員の体制(職種，職員数，職員の資質など)，保健指導の実施に関わる予算，施設・設備の状況，他機関との連携体制，社会資源の活用などがあります。

たとえば，人員は十分か，保健師，管理栄養士，運動指導士などの有資格者は確保しているのか，国保部門と衛生部門の連携・役割分担ができているか，保健師と管理栄養士の連携ができているか，事務方との意思疎通が良好であるか，特定健診・保健指導のデータにアクセスできるか，データ分析ができる人材がいるか，医師会との連携の仕組みがあるか，国保連合会の支援が十分に受けられるか，などの観点から Check(評価)します。

ストラクチャーの視点から評価を行った表4-2は，事務方との連携および人材量に焦点が当てられています。保健師の本来の機能は保健における対人サービスですので，事務作業よりも保健指導で専門性を発揮すべきでしょう。組織上の問題もあり，それぞれの上司(幹部)らが協議して制度運営を円滑に進める人員体制を構築するしかありませんが，人数が足りないのか，適材適所の人材配置が阻害されているのか，などの問題点を明確にしておくこ

表4-2　ストラクチャー評価の事例①：事務方との連携と人材量

第一期の振り返り（2008〜2012年）	第二期（2013〜2017年）
事務を担当する者との連携が困難で，事務処理などの仕事は保健師が実施したが，ほとんどうまく処理できなかった。	事務方に協力を求め，役割分担を決める（トップ同士で話し合い担当体制を明確化する）。また，生情報をデジタル化，グラフ化する事務作業および分析作業の専任化を図る。
これまで保健指導に従事する職員が少なかった。結果説明会（初回面接）ではある程度（保健師4人，栄養士4人）いるが，その後に継続して関わるのは保健師，栄養士1人ずつ。	2013年度後半から育休明けの保健師が加わることによりマンパワーが増える予定。上司にお願いして臨時の人を増員してもらう。

表4-3　ストラクチャー評価の事例②：役割分担と担当責任

第一期の振り返り（2008〜2012年）	第二期（2013〜2017年）
2006年1月に合併して，主幹級の保健師は介護保険分野に異動した。2008年度以降は保健師が組織内で分散化していた。その後，毎年健康推進課の体制は一転二転し，人材不足もあり職員間の連携も悪く2012年度も同じ状況だった。	次年度から健康推進課に業務リーダーをおく。また，事業実施主体は国保だが，保健指導においては執行委任を受けていることを課員が明確に自覚する体制を作る。業務リーダーから各保健センターのリーダーに企画会議で確実に伝達するシステムにする。
評価を実施しないため，しっかりとした事業の積み上げができていない。加えて地区担当の責任体制が機能していない。事業そのものも，健康増進分野と国保分野の役割分担も明確でなかった。	各保健センターのリーダーが第一期について分析し，計画や実施，評価などの管理責任をもたせる。地区担当制を明記して，異動時にきちんと引き継がれる管理台帳を作成する。

とは大切です。

　同じくストラクチャーの視点から評価を行った**表4-3**の事例は，役割分担と担当責任が不明確なために，事業の実施が円滑に進んでいない状況を評価したものです。一般に，保健事業は対象領域が広範囲になりやすく，また得られる結果も単純に測定できません。そうした固有の性格があるために，多くの課題が曖昧になりがちです。ですから，保健事業を成功させるためには「役割分担」と「担当責任」を明確にすることが焦点になります。これを評価した保健師はこの2つを認識し，改善策を検討し，来年度に向けた提案をしています。

　これらの例にあるように，ストラクチャーでは，誰が何を担当し，誰がどの結果の責任を負うのかを事前に明文化しておきましょう。表やポスターに書いて部屋に貼っておくのも1つの方法です。欧米の生活習慣病対策やがん対策の執行担当のオフィスでは，責任者と業務を明記した組織図が貼ってありました。

　表4-4は，専門職間の意思疎通について評価を行った事例です。これを評価した人は，専門職間の意思疎通の不足を的確に評価し，改善策としてよ

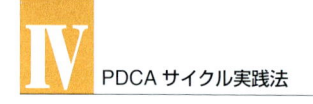

表 4-4　ストラクチャー評価の事例③：専門職間の意思疎通

第一期の振り返り（2008〜2012年）	第二期（2013〜2017年）
管理栄養士と事前に指導方針を確認し話し合っていた。しかし，途中からさまざまな問題が出てきたときに，うまく対応できなかった。	今後は事前だけでなく保健指導の期間中にも話し合いの場をもつことにし，保健指導の担当者は集に1回は必ず意見交換することにする。
保健師，管理栄養士，運動療法士とで，2か月に1回勉強会を行っているが，定期的なミーティングは行っていない。	保健師，管理栄養士，運動療法士とで全体の定期的なミーティング（月1回）を行い，情報の共有を図る。
保健センター，拠点保健センター健康推進課，年金課の役割分担ができていなかった。	組織の縦割りの機能を改め，話し合って役割分担と責任体制を明確にする。

り密接な連携を図ることを提案しました。保健指導に従事する専門職は，保健師，管理栄養士，運動指導士など複数の職種になります。当然，それぞれが得意とする指導は違います。過不足なくバランスがとれ，整合性ある保健指導を行うためには，専門職間のコミュニケーションを十分に確保する必要があります。

　保健師，管理栄養士，運動指導士などの人材が豊富に揃っているところはまれですので，互いに助け合わなければなりません。内部あるいは外部の専門職との技術的な交流（もちろん心の交流も）をすることによって各専門職の知識を学び合い，可能な限りバランスのよい保健指導としていきましょう。また，保健指導対象者に関する情報の共有も必要です。保健指導の現場にいる者同士は，短時間で構いませんので頻繁にミーティングできる体制を築きましょう。

■プロセス評価の事例

　プロセス評価は，事業の目的や目標の達成に向けた過程や活動状況を評価するものです。評価指標としては，保健指導の実施過程すなわち情報収集，アセスメント，問題の分析，目標の設定，指導手段（意思疎通，教材を含む），保健指導実施者の態度，記録状況，対象者の満足度などがあります。

　たとえば，①実態把握：対象集団の健康状態の実態を把握している，②健診・保健指導の実施過程のチェック：健診の通知が効果的である，食事アセスメントの実効性がある，カロリーブック使用が適切である，受診勧奨のフォローアップができている，③優先順位づけ：解析結果を用いて優先順位を決めている，などから Check（評価）します。

　表 4-5 のプロセス評価は非常によくできています。評価した人は保健指導の目的や目標を十分に理解しながら保健事業を実施しているため，自らの抱える課題を的確に抽出できるのです。保健指導の優先順位を把握し，改訂

表 4-5　プロセス評価の事例①：保健指導の優先順位と情報管理

第一期の振り返り（2008〜2012 年）	第二期（2013〜2017 年）
私たちの市では高血圧や糖尿病の患者が多く，最近では腎透析の患者が増加して医療費増加が懸念されていた。特定健診・保健指導制度の効果を明確にする必要があった。	改訂版で血清クレアチニン検査の推奨が強く打ち出され，使いやすい文例集が記載されたので，腎機能と高血圧，糖尿病を関連させて保健指導し，腎透析対策をしっかりと進める。とくに，腎機能が悪い人を見逃さない体制にする。
情報管理のプロセスが不十分だった。医療機関への受診勧奨者のチェック体制とコントロール不良者のフォローができていない。	今年は，医療機関への受診勧奨者を対象にしたデータ説明会を開き，なぜ医療機関を受診する必要があるかを認識してもらう。対象者の生活に密着した保健指導（生活支援）を行っていく体制にする。また，受診勧奨の対象者台帳を作成し，フォローアップを確実にする。

版で新しく記載された血清クレアチニン検査のフィードバック文例集を踏まえ，腎機能に悪い影響を及ぼす高血圧や糖尿病の病態生理を理解して，腎透析対策の充実を図る改善策を立てており，合理的に保健事業を進める姿勢が感じられます。また「情報」という言葉を使用し，医療機関への受診勧奨の対象者のチェック体制が弱かったことを自ら厳しく評価し，本年度は「なぜ医療機関を受診する必要があるかを認識してもらう説明会を開催する」と計画し，対象者に身体の状況を理解させて，自立した行動変容の惹起を促す方針を採用しています。

　表4-6は，食事，喫煙，飲酒，運動に関する保健指導の実施過程に焦点を当てたプロセス評価です。特定保健指導で最も重要なポイントは「アセスメント」です。これを記入した人は，従前の保健指導を振り返ったときに各領域のアセスメントが不十分であったために，効果的な保健指導ができなかったことをしっかりと認識し，運動指導がほとんどできていなかったことも正直に評価しています。また，改訂版で飲酒対策が強調されていることをいち早く理解し，今後の指導に活用する改善策を考案しています。なお，改訂版ではアセスメントの方法などの飲酒対策にかなりのページ数が割かれているので，これらを活用するとよいでしょう。

　もう1つプロセス評価を見ましょう。表4-7の評価をした人は，保健指導の実施過程で「受診勧奨判定値を超えるが，すぐに医療機関を受診させる値ではないレベル層」であるオレンジゾーンの対応に工夫が必要な対象者の扱いを曖昧なままにしてきたことを反省しています。そして，今後はこのオレンジゾーンの対象者を，肥満者および非肥満者に関わらず特別な保健指導プログラムを用意して対応することを計画しています。また，保健指導の教材を刷新し指導の効果を出そうと試みています。さらに優れている点は，

表4-6 プロセス評価の事例②：保健指導の実施過程

第一期の振り返り（2008〜2012年）	第二期（2013〜2017年）
食事アセスメントでは食事記録が1日分だったので，平均的な食事がわからなかった。	食事記録を2日以上にし，積極的支援には対象者の食事の写真を提出してもらい，食事アセスメントを充実させる。
開始当初からアルコールに対する指導が弱かった。喫煙も同様の状況であった。	改訂版でアルコール対策と喫煙対策がしっかりと記載されているので，それを本年度の保健指導から活用する。
運動面はまったくだめだった。運動方法などの指導がほとんどできなかった。	運動指導士を外部から招聘し，運動指導を充実させる。その予算の獲得について上司と相談する。

表4-7 プロセス評価の事例③：対象者の拡大

第一期の振り返り（2008〜2012年）	第二期（2013〜2017年）
オレンジゾーンの対象者，とくに非肥満者への対応に困っていた。受診勧奨値を超えた人への医療機関の受診を積極的に勧められなかった。	オレンジゾーンの対象者で肥満者および非肥満者には，3か月間の生活習慣改善用特別プログラムで対応し，改善できなかった場合は医療機関を受診させる体制を整える。
これまで使用していた教材，内容が全国共通のものだと思っていた。使いにくいと思いながらも，そのまま利用していた。	本年度からカロリーブックや運動指導用教材を刷新する。対象者が取り組みやすい内容のものを採用する。
データ解析の結果をある程度把握しているが，自分の中にうまく落とし込めていない。活用できていない。	事務方の手を借りてデータの可視化を行い，大枠の結果を論理的に整理して自分なりに理解する。

「データ解析の結果をある程度把握しているが，自分の中にうまく落とし込めていない」とし，自己消化できているか否かを自問自答していること，その改善策としてデータを可視化することを求め，論理的に理解したいと述べていることです。

このようにデータを把握し，それを活かして保健指導の効果を高めようと努力する姿勢は，PDCAサイクルの効果をより一層高めます。

■アウトプット評価の事例

アウトプット評価は，目的・目標の達成のために行われる事業の結果を評価するものです。具体的な評価指標としては，健診受診率，保健指導実施率，保健指導の継続率などがあります。たとえば，対象者全員の指導ができたか，実施ポイント数はいくらか，何回指導したのか，栄養教室は実施したのか，栄養教室の回数はどのくらいか，などを評価します。

表4-8は，健診受診率や保健指導実施率といったアウトプットについての評価です。表4-8の評価をした人は，キャンペーンなどの何らかの対策を実施しなかったと正直に振り返っています。健診受診率や保健指導率を飛

表4-8 アウトプット評価の事例

第一期の振り返り（2008〜2012年）	第二期（2013〜2017年）
健診受診率 　2011年　35.2% 受診率アップキャンペーンなどの対策はまったく実施してこなかったので，健診受診率は低く，目標値まで遠い。	5年間の工程表（目標値） 2013年　40% 2014年　45% 2015年　50% 2016年　55% 2017年　60% 今後は好事例を参考にして組織的なキャンペーンを実施し，年々アップするようにしたい。
保健指導実施率 　2011年　54.8% 保健指導の実施率は過半数を超えている 保健指導については，対象者すべてにアプローチをしていたが，再度の声掛けはしていなかった。	2013年　56% 2014年　58% 2015年　60% 2016年　62% 2017年　65% 保健指導の意義を説明し，納得して指導を受けてもらうようにする。 一度誘って断られ諦めていたが，今後は複数回のアプローチを行い，これまでの実績の資料を見せて説明し，10%程度の上昇をめざす。
実施ポイントは，おおむね300〜400で実施できている。	ポイント数は300〜400を継続していきたい（産休者がありマンパワーが不足するが，臨時採用で補いポイント数を維持したい）

躍的に上げる魔法はありません。地域に根差した方法でさまざまな工夫を凝らした対策を実施するしかありません。

　ある自治体では，町の特産の雑穀（ひえ，あわ，アマランサスなど）を小さな袋に入れて特定健診のチラシとともに子どもたちに渡し，子どもたちから「キッズメッセンジャー」という形でそれらを親や祖父母に手渡すといった，キャンペーンを展開していました。町のお祭りでは保健師や管理栄養士が「メタボ神輿」を担いで街中を練り歩いていました。あの手この手の地道な活動が大切です。表4-8の評価をした人は，他の自治体の好事例を参考にして組織的なキャンペーンを実施することをめざし，工程表も作成し，着実に健診受診率を上げる方法を計画しています。

■アウトカム評価の事例

　アウトカム評価は，事業の目的・目標の達成度，また，成果の数値目標を評価するものです。具体的な評価指標としては，肥満度や血液検査などの健診結果の変化，糖尿病等の有病者・予備群，死亡率，要介護率，医療費の変化などが考えられます。職域であれば，休業日数，長期休業率などです。たとえば，保健指導により個人の体重が減少したか，集団の平均体重が減少し

IV PDCAサイクル実践法

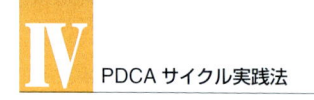

表4-9 アウトカム評価の事例

第一期の振り返り（2008～2012年）	第二期（2013～2017年）
アウトカム評価はほとんどできていない。人手が足りず，健診と保健指導の実施で手一杯になっている。	まずは度数分布のグラフを作成してデータの可視化をする。性別と年齢別，積極的支援の5年間のアウトカム評価を実施する。 伝統的に糖尿病が多いので，血糖値やHbA1cが改善できているかを見てみたい。 様式6-10の空欄を埋める作業をする。
本当は保健指導がうまくいっているのか検討してみたい。統計学を知らないので高度な分析はできない。	アウトカム評価を行って生活習慣病対策と介護予防事業を結びつけた分析をしたい。

たか，血圧や血糖の改善幅は良好か，健診データから計算して改善が得られたか，あるいは生活習慣病関連の有病者数や医療費は減ったのか，などから評価します。

表4-9はアウトカム評価について記した事例です。特定健診・保健指導の成果を定量的に評価するということは，簡単な作業ではありません。また，現場の保健師さんが保健指導を実施しながら，その一方でアウトカムについて解析をするのは時間的に難しいでしょう。しかし，アウトカム評価は避けられない作業なので，まずは現行の保健指導プログラムの効果があるのか否かを確認すること，全体を俯瞰する意味で改訂版p.228の様式6-10（本書p.7 図1-3参照）の空欄を埋めること，少なくともこの2つは実施し，保健事業が空回りしていないか，どこに問題があるかなどを検討しましょう。そうしなければ今後の5年間をほとんど無駄な活動に費やすことになります。

表4-9を評価した人はアウトカム評価の重要性をしっかり認識しています。人手が足りないだけですから，何とかして事務方や上司を巻き込んでアウトカム評価を実施し，第二期を成功に導いてほしいと思います。

Act（改善）からPlan（計画）へのポイント

ここまで4つの視点（ストラクチャー，プロセス，アウトプット，アウトカム）からCheck（評価）を実施し，それに対応したAct（改善）を抽出する作業を説明してきました。これまでの特定健診・保健指導を振り返って問題点を探り出し，その解決策を描く作業をしてきたということです。次のステップは，その解決策を実現するための計画を立てなければなりません。

Act（改善）をPlan（計画）に落とし込む作業では，以下の3つのポイントに従って作業を進めるとうまくいくと思います。

■必要最小限かつよいタイミングの改善策を

　第一に，必要最小限でかつよいタイミングの改善策を立案することを心がけましょう。

　まず，抽出した改善策をもう一度詳しく書き出します。内容を拡大するのではなく，具体的かつ詳細に書き出すという作業です。そうすることで改善策が本当に実現できるか否か，あるいはどのようにすれば実現できるかが自ずと見えてきます。次に，そのなかから必要最小限の内容で，絶好の機会と判断できる改善策を絞り込んでください。一般に Act（改善）→ Plan（計画）で失敗するケースは，やらなければならないと思っていることを次から次へと計画に入れてしまうことです。こういうケースは，実現可能なことまでできなくなり，計画倒れに終わる可能性が高くなります。

　筆者が勧める必要最小限でかつよいタイミングの改善策は，①データの可視化の体制づくり，②改訂版の新規項目の「非肥満者対応」と「受診勧奨者フォロー」，③食事評価の改革などの事項を含めたものです。

　①は第一期のデータから保健事業の過去と未来を検討するために必要不可欠です。最低限データの可視化を実施しなければ前に進めませんので，体制を整える計画を立ててください。

　②は 2013 年 4 月に改訂版が発行され，非肥満者への対応と受診勧奨者への対応が強調されていますので，絶好の機会といえます。今こそ計画をしっかりと立てましょう。合わせてオレンジゾーンの具体的なプログラムも開発しましょう。

　③は適切な食事アセスメントの実施です。内科でも外科でも「正確な診断」によってこそ最良の治療が可能になります。特定保健指導でも同様に「正確な診断」が必要です。保健指導のなかでもっとも重要な要素は食事アセスメントですので，確立されたアセスメントツールを使用したり，食事評価のために写真を活用したりしてみましょう。

　ここにあげた①，②，③は，筆者が主催する研修会で多くの保健師や管理栄養士が記してくれた項目です。みなさんも実行してみてください。

■計画に 5W1H を

　第二のポイントは，改善策の計画に，5W1H を明記することです。「いつ（When），どこで（Where），だれが（Who），何を（What），なぜ（Why），どのように（How）」という 6 つの要素があれば，より具体的な計画になります。あるいは，「いつまでに，何を，だれが，どのように」という 4 つでも十分で

す．ただ単に「何々を実施します」「これを推進します」というのでは，ただのスローガンになってしまいますので具体的な記述が不可欠です．

　たとえば，食事アセスメントを「1日の食事記録表」から抜本的に変更し，食事指導を保健指導の中心に据えるという改善策をうまく計画に反映させたい，とします．この場合では，以下のように明記するとよいでしょう．

- ・いつまでに：初回面談を実施する前(9月)までに
- ・何を：食事評価のために写真を活用する，使い捨てカメラを使用する
- ・だれが：A管理栄養士(責任者)とB保健師が担当する
- ・どのように：健診結果説明会で積極的支援の対象者にカメラを手渡し撮影の仕方を説明する，食事記録表も渡す，撮影した写真を直接または郵送で保健センターに提出してもらう，個別に写真ノートを作成し，食事指導の計画素案を立てる(A管理栄養士が原案を作成し，B保健師がチェックし，2人で最終版を作成する)

■工程表の作成と中長期計画を

　第三のポイントは「工程表の作成と中長期計画」です．国保の保険者であれ健保組合の保険者であれマンパワーが充足しているところは多くはありません．多くの保険者は少ない人材でやりくりしながら保健事業をしています．その少ない労働力で山積みの課題を一気呵成に改善する計画を立てても成功しません．少しずつ解決を図るために「工程表」を作成します．Check(評価)→Act(改善)で挙げた多くの改善策を，前述の第一のポイントで説明したように重要性やタイミングを考え優先順位を決めます．たとえば2013年度にはこれを実施する，2014年度はあれを実施する，など，第二期の5年間という中長期の時間軸を考えて確実に課題を克服していく計画を立てるとよいでしょう．最後にはウサギにカメが勝ちます．一つひとつ克服しましょう．

　Act(改善)→Plan(計画)への落とし込みでは，これら3つのポイントに従って確実に実行できる計画を立てましょう．このAct(改善)→Plan(計画)の作業プロセスを担当者の間で「共有する」ことも忘れないでください．

　現場でリーダーシップをとる保健師が，1人でこの作業プロセスを実施することは望ましくありません．1人で計画を立案してしまうと，バランスを欠いたり漏れが生じたりします．また，他の保健師や管理栄養士は場合によっては「やらされている」という気持ちになったり人任せの態度になったりします．ですから，責任者はリーダーシップを柔軟にとりながら，関係するスタッフを交えて情報の共有を図り，共同作業を進めてください．

まとめ

　保健事業の評価は簡単ではありません。個人への効果と集団への効果，短期間と長期間，ミクロ的視点とマクロ的視点，直接的な影響と間接的な影響など多角的な評価があります。特定健診・保健指導が対象とする疾病は高血圧や糖尿病など複数あり，重症度や病態も単純ではありません。また多くの職種が参加しています。こうした混沌とした世界を相手に評価するわけですから少々困惑してしまうのも当然です。ですから，問題の整理と改善を順序立てて展開するPDCAサイクルの活用が推奨されるわけです（**図4-6**）。

　みなさんは，まずCheck（評価）分析を実施して問題をカテゴリー化し，そこからCheck（評価）→ Act（改善）で改善への方向を検討し，挙がってきた課題を整理しPlan（計画）に反映させ，Do（実施）してください。筆者が実際に使用しているワークシート（**表4-10**）を参考にして，実践してみてください。

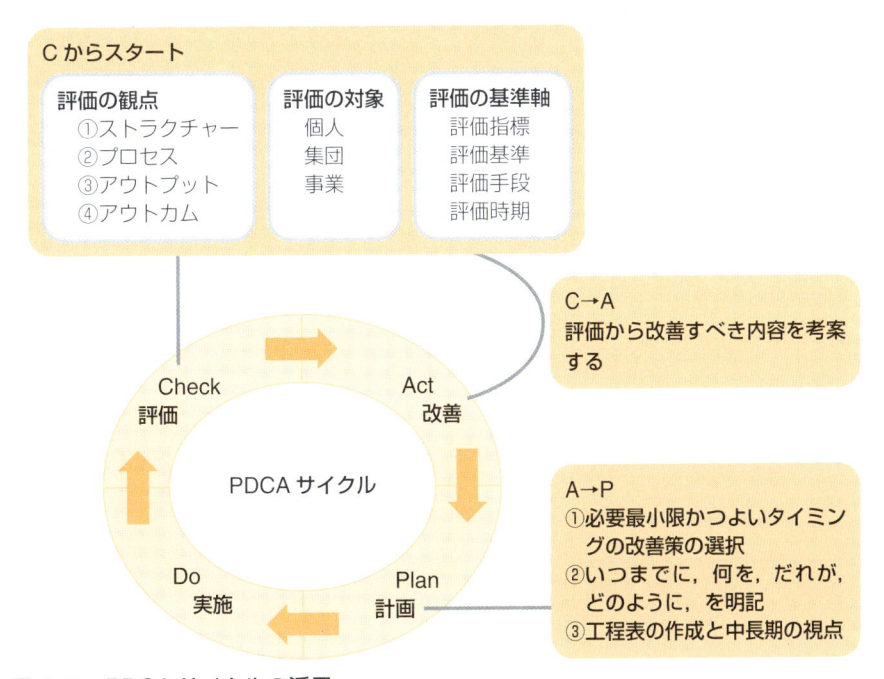

図4-6　PDCAサイクルの活用

IV PDCAサイクル実践法

表 4-10　ワークシート

Check（評価）の観点	Check（評価） 第一期の振り返り（2008〜2012年）	Act（改善） 第二期に向けて（2013〜2017年）
ストラクチャー（構造） 保健事業を実施するための仕組み・体制を評価する 評価指標 保健指導に従事する職員の体制（職種，職員数，職員の資質など） 保健指導の実施の予算 施設・設備の状況 他機関との連携体制 社会資源の活用などがある		
プロセス（過程） 事業の目的や目標の達成に向けた過程や活動状況を評価する 評価指標 保健指導の実施過程 情報収集 アセスメント 問題の分析 目標の設定 指導手段（意思疎通，教材を含む） 保健指導実施者の態度 記録状況 対象者の満足度など		
アウトプット（事業実施量） 目的・目標の達成のために行われる事業の結果を評価する 評価指数 健診受診率 保健指導実施率 保健指導の継続率など		
アウトカム（成果） 事業の目的・目標の達成度，また，成果の数値目標を評価する 評価指数 肥満度や血液検査などの健診結果の変化 糖尿病等の有病者・予備群 死亡率 要介護率 医療費の変化など 休業日数 長期休業率など		

V

第一期の経験から効果的な取り組みを

V 第一期の経験から効果的な取り組みを

最も重要な食事アセスメント

　特定健診・保健指導が始まった2008年度からしばらくの間は，多くの保険者にとって制度内容や実施方法などについて少なからず不明な点があり，さまざまな混乱がありました。伝統的に十分な予防施策を実施してきた保険者や，豊富な労力および経済力がある保険者を除けば，制度運営に戸惑って円滑に実施できなかった保険者が多かったと思います。

　また特定健診・保健指導の「日本人の40歳以上の成人を対象にメタボリック症候群に焦点を当てて健診を行い判定値以上の対象者に保健指導を行う」という説明[1]に関する確立した方法はほとんどなく，既存の健診や保健指導の実施方法を準用していました。

　第一期が終わり，成果を出すことのできる方法の確立や保健指導成果の知見が報告されつつありますが，特殊な条件下における好事例が大半を占めています。

　本章では第一期の経験から得た，今後の特定健診・保健指導に向けて役立つ「食事アセスメント」と「定量評価」について解説します。

■最も重要な「食事アセスメント」

　特定健診の結果から積極的支援の対象者が同定され，本人からの同意が得られて保健指導の段階になったときに，保健指導の最も重要な要素は食事アセスメントです。筆者自身が第一期の5年間で学んだことのなかで最も印象深かったのは「適切で正確な食事アセスメントの実施」でした。というのも，適切で正確な食事アセスメントを実施し，それにもとづいて個別面談の事前準備をしっかりと行って保健指導を実施した事例はすべて成功したからです。

　多くの保健指導を経験してきましたが食事アセスメントこそ，保健指導の成功の可否を決定するポイントであることがわかりました。

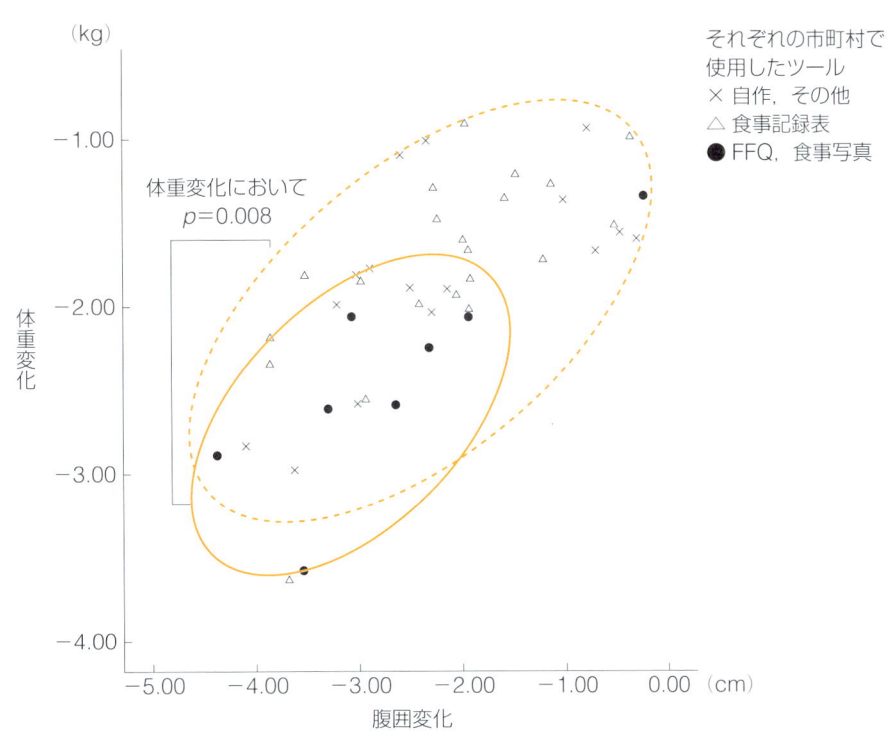

図5-1 食事アセスメントに使用したツールと体重・腹囲の関係

今井博久：特定保健指導の初年度の定量的評価——連載にあたって．保健師ジャーナル，67(1)：p.63，2011より一部改変

■全国調査からの示唆

　図5-1は市町村を対象に「食事アセスメントに使用したツール」を調べ，その回答内容と体重・腹囲の改善幅との関係を検討したものです。この散布図ではわかりやすくするために，食事摂取頻度調査票(Food Frequency Questionnaire：以下，FFQ)や食事写真を使用した市町村を実線で，それ以外の市町村を破線で囲みました。P値はFFQを使用した市町村と使用しなかった市町村を比較し，体重減少に有意な差があるかについて検定を行いました。全国8都道県のデータ解析結果から見ると，FFQや食事写真と食事記録を活用した市町村では体重や腹囲の改善に有意な効果があったことが示されました。すなわち，食事アセスメントをどのように実施するか否かで体重や腹囲の減少に大きな差が生じ，保健指導の成否が左右されることが示唆されました。

　食事アセスメントにはさまざまな方法がありますが，特定健診・保健指導の現場で，時間や労力をかけずに適切に実施でき，なおかつ正確に対象者の

食事摂取状態を把握できなければなりません。すなわち，実施可能性と正確性が食事アセスメント方法の選考基準です。24時間思い出し法や食事記録法は簡便ですが，人の食事は日による変動がかなり大きく，1日分のみの思い出しや食事記録から得られた情報のみで，対象者の食事摂取状態を正確に評価することは難しいでしょう。なお，しばしば見かける「独自に作成した食事質問票（検証もされず確立もされていないもの）」では正確性が担保されていませんので，そうした類の食事アセスメントは避けましょう。

では，具体的にはどのような食事アセスメント法がよいでしょうか。これまで私たちが使用したのは「食事摂取頻度調査票（FFQ）」や「簡易型自記式食事歴法質問票（Brief-type self-administered Diet History Questionnaire：以下，BDHQ）」，「三日間の食事記録法＋食事写真」などです。

■FFQについて

FFQは食物の摂取頻度とその摂取量を平均的な量でとらえ，食事摂取の定量評価をします。24時間思い出し法や食事記録法が，1日あるいは数日の食事情報であることに対して，FFQは平均的あるいは日常的な食事情報を得ることができ，対象者の実際の食事摂取状態をより正確に把握できます。

しかしながら，FFQの記入には相当の時間と手間が必要で，保健指導の現場で使用する際にはその点に注意する必要があります。記入者が高齢者だったときには保健師が付きっきりで回答を手伝わなければなかったり，気が短い人は途中でやめてしまったり，集団で実施したときには記入時間を大幅に延長せざるを得なかったりと，作業をスムーズに進めることができませんでした。FFQの長所と短所を踏まえて活用しましょう。

■BDHQについて

BDHQはもともと自記式食事歴法質問票（self-administered Diet History Questionnaire：DHQ）という食事摂取状態や栄養摂取を定量的かつ詳細に把握するための質問票の基本構造をもとに記入やデータ処理を簡便にしたものです。

BDHQの質問票はA3判用紙両面ほどの文量で，平均回答時間は15分程度です。あるとき，FFQ使用後に別の会場でBDHQを使用したところ，その簡便性に驚いたほどでした。BDHQはFFQのように記入時間があまりかからず，その一方でかなり正確性が担保されているので，病院の栄養指導や疫学調査と異なり時間が限られている場合が多い特定保健指導の食事アセスメントに適しています。

食事記録の記入について

1. 生活のリズムと食事（間食を含めて食べたものすべて）を記入してください。食べた時間も記入してください。
2. 分量はなるべく細かく書いてください。
3. 特別に品数を増やす必要はありません。いつもの食事内容でいきましょう。
4. できるだけ連続した3日間が望ましいです。
5. お休みの日や特別な日は避けましょう。

写真の撮り方

1. 1食分が1枚の写真に入るように並べてください。
2. 真上または斜め上から，フラッシュをたいて撮りましょう。
3. 大皿盛りのおかずは自分の分を取り分けて食べてください。
4. 飲み物（ビール，ジュースなど）も一緒に摂ります。
5. カメラのフィルムには余裕がありますので，うまく撮れなかったと思ったら，もう1枚撮りましょう。

食事記録（記入例）

○月△日（□）　　　　　　　　　名前

時刻	生活リズム	料理名	分量
6:00	起床		
7:30	朝食	ごはん	1杯
		納豆	小パック1個
		目玉焼き	1個
		おひたし	小鉢1杯
		みそ汁	1杯
		漬物	5切れ
10:00		缶コーヒー（砂糖・ミルク入り）	1缶
		せんべい	3枚
		あめ	1個
12:15	昼食（外食）	味噌ラーメン	1杯（汁半分飲む）
		野菜ジュース（缶）	1缶
		お茶	2杯
15:00		紅茶（砂糖入り）	2杯
		チョコクッキー	4枚
17:30		クリームパン	小1個
		牛乳	1杯
19:00	夕食	ごはん	大盛り2杯
		焼肉	大1皿
		ポテトサラダ	2皿
		漬物	3切れ
		みそ汁	1杯
		ビール（350mL）	2本
		日本酒	1杯
23:00	就寝		

図5-2　三日間食事記録

■「三日間の食事記録法＋食事写真」について

「三日間の食事記録法＋食事写真」も有効な食事アセスメント法です。対象者は平均的な日常の食事について連続した3日間の9回分をカメラで撮影し，同時に食事記録法で食事内容を記録します（図5-2）。食事写真を撮影するときは，目盛（cm）が書かれたB4判用紙を茶碗や主菜の皿などの下に敷いて，茶碗や皿の大きさからより正確に総摂取カロリーを読み取れるようにしました。9回分の食事写真の分析は，食事内容から総摂取カロリーや栄養素を計算する専門の会社に依頼しました。

「三日間の食事記録法＋食事写真」の食事アセスメント法は，保健指導を実施する者にとって対象者の食生活が把握でき，また総摂取カロリーや栄養素分析の結果から正確な定量評価ができるため，対象者の保健指導（食事指導）が非常に明確になります。保健指導を実施する際に9回分の写真を並べると，対象者はあらためて自分の食事を客観的に見ることができ，保健指導者は対象者の食事を見ながらより具体的な指導ができ，効果的な保健指導につなが

V 第一期の経験から効果的な取り組みを

(A) 塩分量の多い食事　　　　　　　　　(B) バナナダイエットの影響を受けた食事

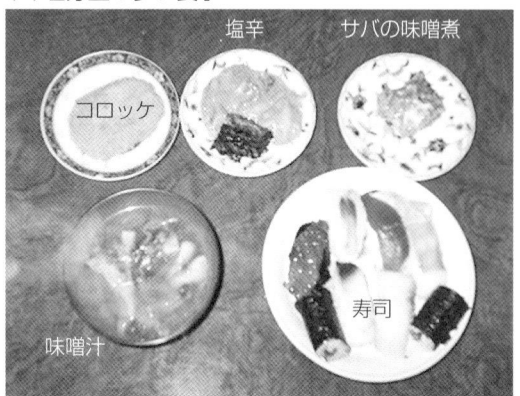

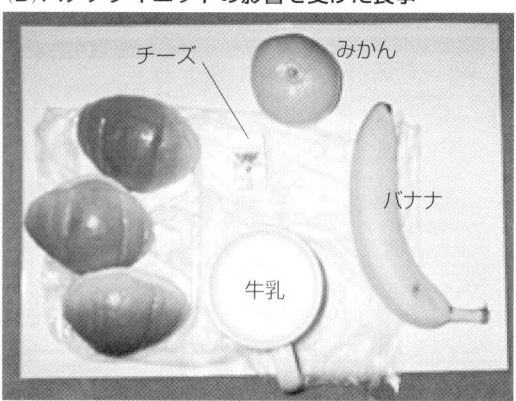

図 5-3　食事写真

りました。

　図 5-3A は塩分摂取が多い食事の例です。左から 2 枚目の小皿の塩辛の塩分量はおそらく 5 g 以上はあるでしょう。握り寿司も醤油を付けて食べ，その他のものにも塩分が含まれています。この食事 1 回で 1 日分の塩分［健康日本 21（第二次）の適量目標値：8 g］を摂取しています。

　図 5-3B は，バナナダイエットが流行したころの食事の例です。対象者は「特定保健指導を受け始めてから，一念発起して雑誌で読んだバナナダイエットをしています」と誇らしげにしていました。この食事写真から，誤った情報をもとに自己流の食事摂取を行っていることがわかり，保健指導によってバランスのよい適切な食事に改めることができました。食事写真を見ることで，食事の課題が把握でき，食事指導が不得手な保健師でも食事アセスメントができます。

　多くの対象者の保健指導を実施しなければならない場合，単純な食事記録表の情報のみでは対象者の食生活を具体的に把握することは難しく，「食べ過ぎないでください」という程度の指導になってしまい，どうしても粗い食事指導に陥りやすくなります。9 枚の食事写真があれば，対象者の食生活の実態が立体的に把握でき，効果がある食事指導が可能になります。

よりよい保健指導のための定量評価

　第一期の開始から約7年の間，筆者が北海道から九州を周って訪れたさまざまな保険者の保健師に，「あなたの特定保健指導プログラムで対象集団がどのくらい改善しましたか」と尋ねました。その多くから「特定保健指導の結果について定量評価をしていないのでわかりません」という回答を得ました。さらに「成功しているか，失敗しているか，わからないままで毎年同じ保健指導をしているのですか」と意地悪な質問をしました。

　第一期からの経験で痛感したのは，定量評価の実施の必要性でした。定量評価を実施しないで保健指導を行うことがいかに場当たり的であるかが理解できたと思います。保健指導の結果について必ず定量評価を行い，毎年少しずつ保健指導プログラムの見直しを図り，効果的かつ効率的な保健事業を実施しましょう。地域の保健事業として保健指導の結果を可視化し，定量評価を行い，保健師や管理栄養士の間のみならず他の関係者とも情報の共有化を図り，より円滑に制度運営ができるようにしましょう。

■ 定量評価はシンプル

　定量評価はそれほど難しくはありません。たとえば，保健指導を実施した対象者の体重変化では，2つの年度の特定健診のデータから，本年度から前年度を引いた値がマイナスであれば保健指導は効果があったといえます。この方法では，2年連続して特定健診を受診した人のみの評価になりますが，さしあたり厳密な定量評価にこだわらず，保健指導が効果的か否かについて全体の傾向をおおむね把握する目的で，こうした定量評価を実施しましょう。対象者の改善値を合算して平均値を計算すれば保健指導の事業全体としての効果の有無を判定できます。データの可視化作業を行うことで，特定健診・保健指導の関係者は結果に関する情報の共有ができ，次年度に向けた対策を立てやすくなります。本章で説明する定量評価は非常にシンプルですが，どれだけ改善しているかについて全体像をひと目で把握できるというメリット

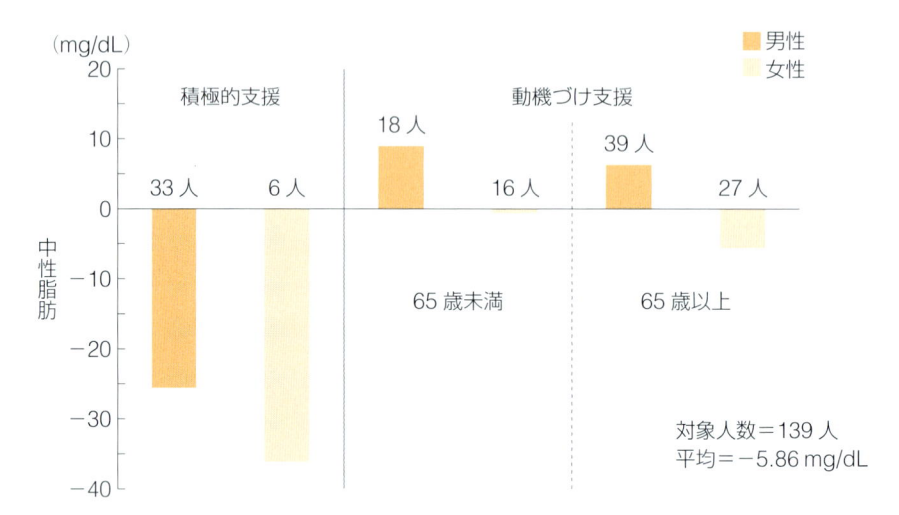

V 第一期の経験から効果的な取り組みを

図 5-4　2009 年度の保健指導結果：中性脂肪変化分

があります。難しい統計学や計算式は必要ありませんので，定量評価を行って保健指導プログラムの改善を図りましょう。

■ 平均値と度数分布図

図 5-4 は A 市の 2009 年度と 2010 年度の保健指導を受けた人の中性脂肪の変化分の平均値を示したものです。縦軸は変化分を表しています。左側が積極的支援，右側が動機づけ支援(左：65 歳未満，右：65 歳以上)を示しています。

A 市の保健指導対象者 139 人において，中性脂肪の改善は積極的支援では男性(33 人)が平均 25.6 mg/dL の減少，女性が平均 36.2 mg/dL の減少でした。非常に大きな改善幅で中性脂肪に関する保健指導は成功したように思えます。しかし，それは本当でしょうか。集団の特徴をとらえるのに平均値の算出は常套手段ですので，まずは中性脂肪の変化分の平均値を算出することは第一歩として正しいと思います。

ただ，注意が必要です。図 5-5A を見てください。これは図 5-4 で示された積極的支援の男性 33 人の度数分布図です。縦軸を人数，横軸を改善の値(－であれば減少，＋であれば増加)を表し，曲線は分布をわかりやすく把握するための二項分布の曲線です。

中性脂肪が 730 mg/dL 程度減少した人が 1 人いて，ほかには大きな増加も大きな減少もしないゼロ付近に 12 人，左側の －50 mg/dL 程度と右側の ＋50 mg/dL 程度が同人数，それ以外の増減も同等のような人数分布です。すなわち，突出した 730 mg/dL 減少の人を除けば，中性脂肪は減った人も

よりよい保健指導のための定量評価

(A) 積極的支援の男性

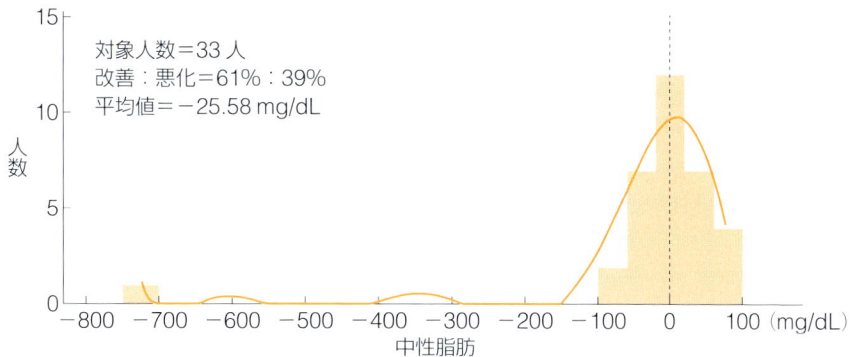

対象人数＝33人
改善：悪化＝61%：39%
平均値＝－25.58 mg/dL

(B) 動機づけ支援の女性

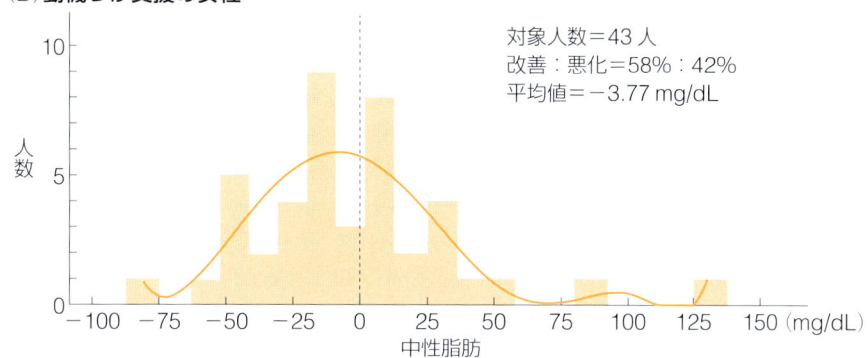

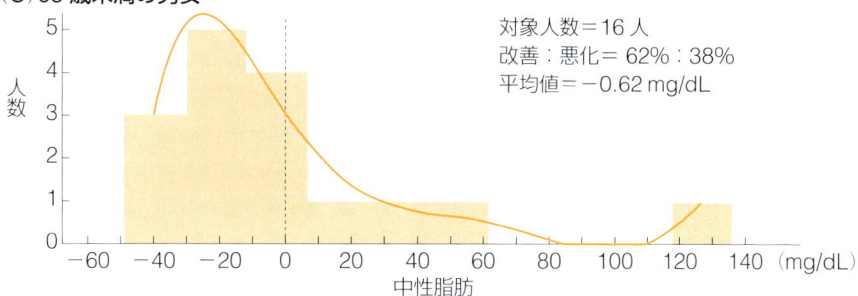

対象人数＝43人
改善：悪化＝58%：42%
平均値＝－3.77 mg/dL

(C) 65歳未満の男女

対象人数＝16人
改善：悪化＝62%：38%
平均値＝－0.62 mg/dL

(D) 65歳以上の男女

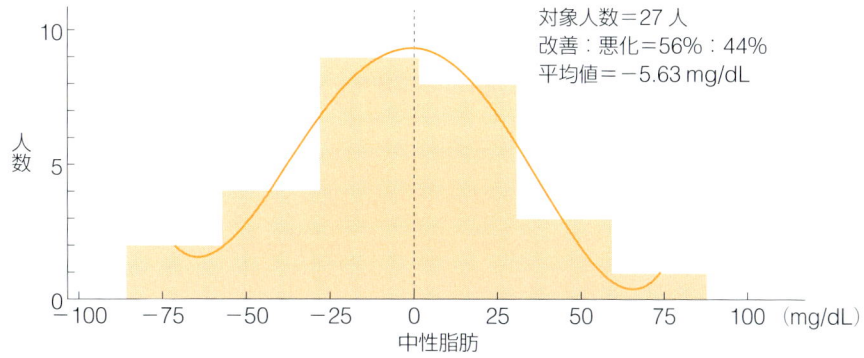

対象人数＝27人
改善：悪化＝56%：44%
平均値＝－5.63 mg/dL

図5-5　2009年度の保健指導結果（中性脂肪変化分）の度数分布

いれば増えた人もいて，対象者の中性脂肪に対する保健指導は全体として見ればほとんど効果がなかったといえます。さらには，730 mg/dL 減少の人は記入ミスや測定の間違いの可能性を考慮すべきです。

平均値を使用して検討することは評価の第一歩ですが，必ず度数分布図を描いて対象者がどのように分布しているかを正確に把握しなければなりません。このような作業の実施こそが保健指導事業の定量評価の基本となります。

次に，**図 5-5B** を見てみましょう。これは図 5-4 の動機づけ支援の女性の度数分布（65 歳未満 16 人，65 歳以上 27 人，計 43 人）を表しています。**図 5-4** の平均値で見ますと左側の 65 歳未満の人，右側の 65 歳以上の人のいずれも小さな平均値を示している理由は，この**図 5-5B** を見てわかるように全体として平均値が小さくなってしまうからです。さらに，65 歳未満の 16 人と 65 歳以上の 27 人を分けた度数分布図が**図 5-5C** と**図 5-5D** です。

図 5-5C は，65 歳未満の 16 人の度数分布図です。65 歳未満の人では，右端にポツンといる +130 mg/dL の 1 人を除けば改善の平均値もよくなり人数の分布を見てもゼロ線よりも左側にいる人たちが多い分布を示しているので，この 65 歳未満の人たちは全体として改善したといってよいでしょう。その一方で，65 歳以上の 27 人の度数分布（**図 5-5D**）はゼロ線を境に対称的に分布しており，保健指導は対象集団にほとんど効果がなかったといってよいでしょう。

このように平均値だけではわからなかったことが，年齢で分けて度数分布図を描くことで明瞭になります。視覚的にわかりやすい定量評価を行い，得られた結果を踏まえて次年度に向けてどのように保健指導プログラムを改善すべきかという方針が立てられます。すなわち，この例では対象集団として中性脂肪の改善でほとんど効果がなかった 65 歳以上の人たちに対しては，食事指導に注力した保健指導プログラム（食事アセスメントを強化する，カロリーブックを使用する，個別指導を実行するなど）に改良する必要があります。すなわち，よりよい保健指導のための定量評価の実施というわけです。

■度数分布図の種類

度数分布図を描くとさまざまな形状が得られますが，ここでは典型的な 3 つのモデル図を用いて解説します（**図 5-6**）。

効果が十分でない例

図 5-6A は体重減少も増加もありますが，対象者の 7〜8 割程度は体重増加が占めています。全体の平均値や中央値は体重増加になっており，保健指

(A) 効果が十分でない例　　(B) 二極化の例　　(C) 正規分布に近い例

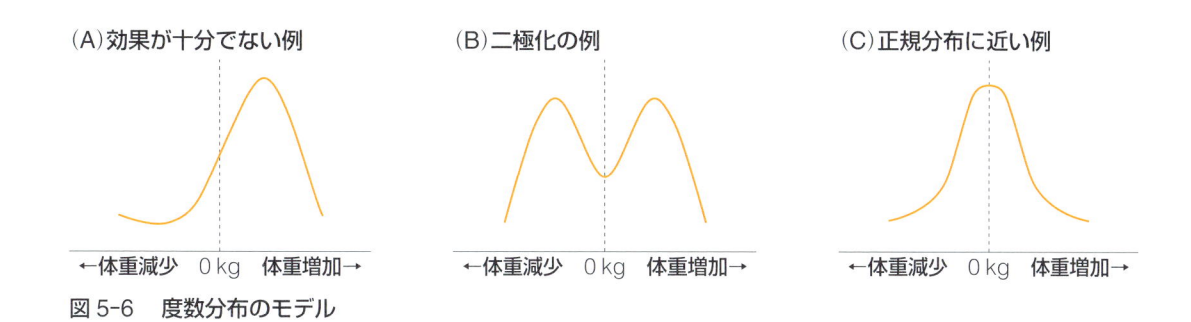

←体重減少　0kg　体重増加→　　←体重減少　0kg　体重増加→　　←体重減少　0kg　体重増加→

図5-6　度数分布のモデル

導の効果を十分に上げられなかったと評価できます。おそらく保健指導プログラムが全体的に不適切で，たとえば初期のアセスメントが中途半端であったり，食事や運動の指導が不十分であったりといったことが原因として挙げられます。また指導スタッフの技術力の不足なども要因として考えられます。

二極化した例

　図5-6Bのような形状はしばしば見られます。一般に，動機づけ支援では保健指導介入量が少ないため，かなり優れた保健指導プログラムでなければ大きな効果は期待できず，むしろ，対象者側に高いモチベーションがあれば効果が大きく，低ければ効果が現れないという二極化を生じます（場合によっては体重増加のようなマイナス効果が出てしまいます）。この二極化のタイプは，保健指導プログラムの内容のみならず対象者側の要因も少なからずあると考えられます。

　ある市で保健指導参加率を高めようと，健診受診者が健診結果を受け取りに来るときに保健指導の対象者に保健指導教室に参加するよう誘い，保健指導参加率を高くすることに成功しました。しかしながら，この方法ではモチベーションがあまり高くない対象者も混ざってしまい，無関心期にあったまま保健指導を受ける対象者もいるため，体重が増加する人もかなり出てしまいます。結局は，図5-6Bのように二極化した結果を招いたようです。

正規分布に近い例

　図5-6Cは，体重減少の人と増加の人が同程度になってしまい，正規分布に近い形状を示します。前述のように動機づけ支援ではもともと保健指導介入量が少なく，保健指導の大きな効果を上げることは簡単ではありません。初年度の結果を使って動機づけ支援の度数分布のグラフを描くと，対象集団に与える保健指導の影響は非常に小さく，その効果は集団全体としてはほとんどなかったことを示唆する形のものが多くありました。度数分布を描いて

V 第一期の経験から効果的な取り組みを

この形に近ければ，保健指導はほとんど効果がなかったと判断し，次年度に向けて保健指導プログラムの抜本的な改善を検討すべきでしょう。

■ 度数分布図の分析

さらに具体例について検討しましょう。図 5-7 は B 市の保健指導を受けた人の体重の変化分の平均値を示したものです。縦軸は減少分を表しています。体重は特定健診・保健指導において最も基本的な項目で，測定誤差が一般に多い腹囲や絶えず変動する血圧とは異なり，おおむね信用できる測定値です。したがって，保健指導の効果があるか否かを検討する際に目安になります。

この B 市の体重の改善は積極的支援および動機づけ支援の両者において平均値は改善しています。しかしながら，積極的支援の改善幅は男女ともに 1 kg 少々と小さい一方で，動機づけ支援は比較的良好な改善幅でした。平均値だけでなく度数分布図を描いて可視化する作業が大切なので男性に焦点を当ててグラフ化してみましょう。

図 5-8A は動機づけ支援の度数分布図です。166 人の対象者のうち改善した人が 70％，悪化した人が 30％，最頻値が－1 kg あたりで 57 人程度の対象者がいます。左側に裾野が広がった分布を示し平均値が－1.13 kg になっています。保健指導の介入が少ない動機づけ支援ですので，おおむね良好な結果といってよいでしょう。

ここで図 5-8A を年齢で分けた度数分布図ではどうでしょうか。図 5-8B は図 5-8A の対象者のうち 40 歳以上 65 歳未満の動機づけ支援の男性の度数分布図です。対象人数が 26 人で多くありませんが，改善が 65％，悪化が 35％と若干悪化が増加していますが，平均値が－1.63 kg となっています。分布は－2 kg を中心に左右対称に近い形状になっています。40 歳以上 65 歳未満の比較的若い人たちの層でおおむね良好な改善が得られましたが，3～5 kg 増加の人がこの年齢層で 2 割程度といたことが気になります。ここでは示しませんが，図 5-7 の動機づけ支援の対象者のうち残りの 65 歳以上は 140 人ですから，動機づけ支援の 8 割以上になり，同じような度数分布を示すでしょう。

図 5-9 は，B 市の保健指導を受けた人の HbA1c の変化分の平均値を示したものです。HbA1c は前述の中性脂肪のグラフと体重のグラフと比較してわかるようにほとんど改善していません。その他のさまざまなデータを検討しても HbA1c の改善は見られません。現状の保健指導内容では耐糖能異常に効果がないのか，6 か月間の保健指導では期間が短いのかなどといった理

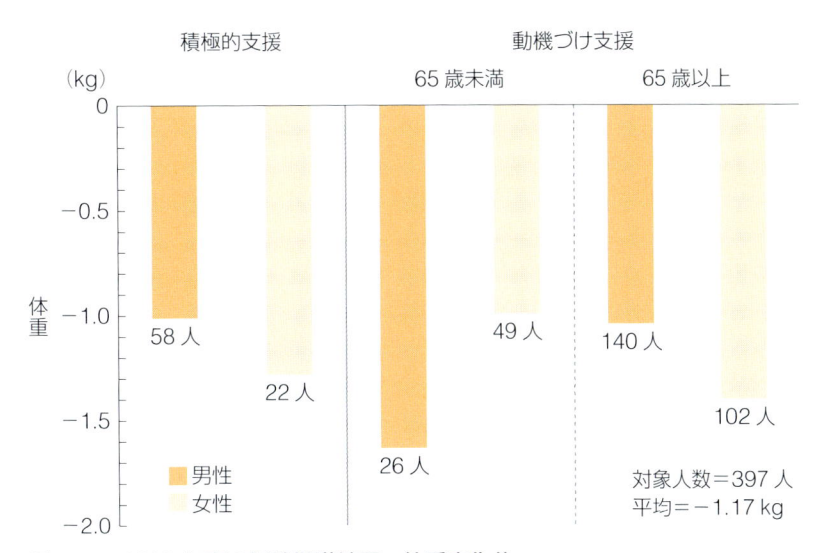

図 5-7　2009 年度の保健指導結果：体重変化分

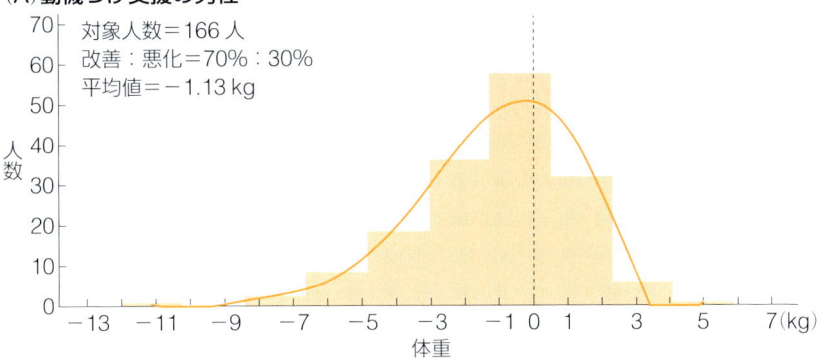

(A) 動機づけ支援の男性

対象人数＝166 人
改善：悪化＝70％：30％
平均値＝−1.13 kg

(B) 40 歳以上 60 歳未満の動機づけ支援の男性

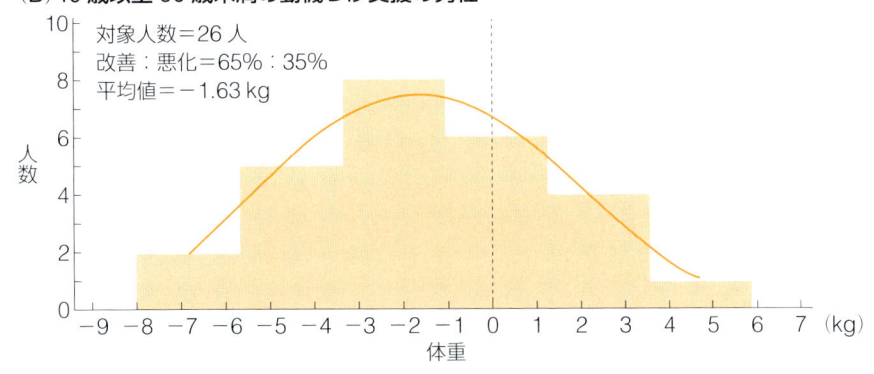

対象人数＝26 人
改善：悪化＝65％：35％
平均値＝−1.63 kg

図 5-8　2009 年度の保健指導結果（体重変化分）の度数分布

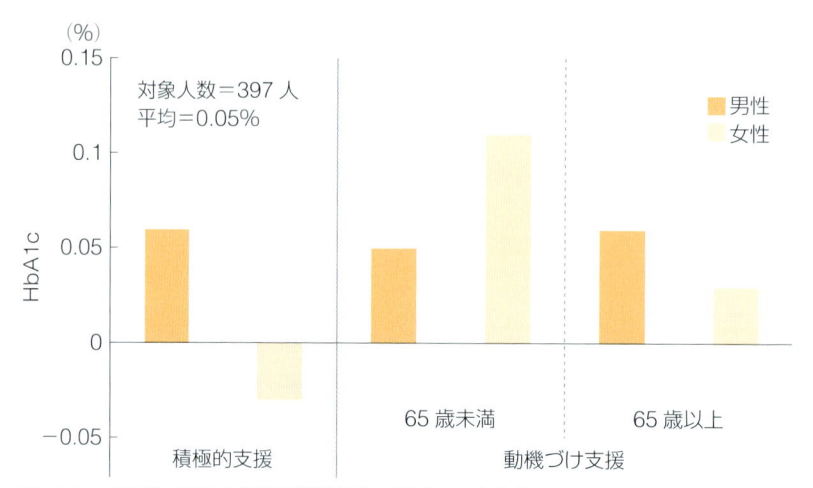

図 5-9　2009 年度の保健指導結果：HbA1c 変化分

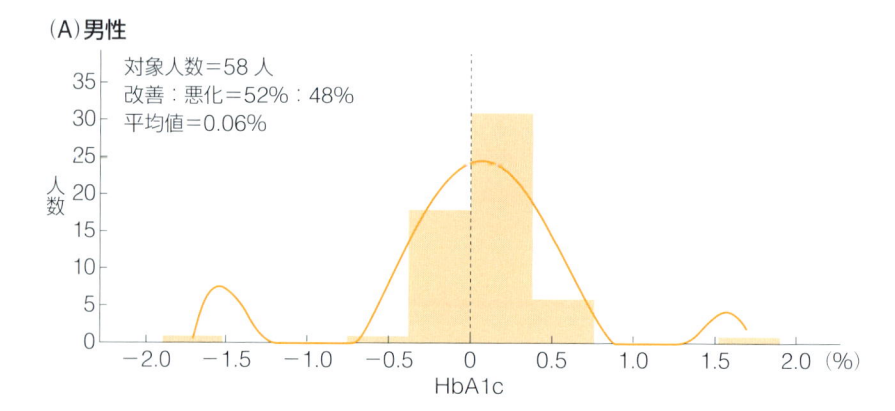

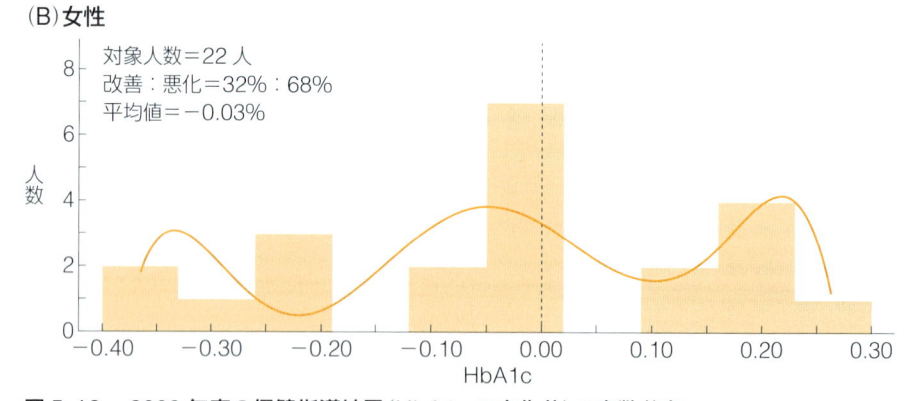

(A) 男性

(B) 女性

図 5-10　2009 年度の保健指導結果（HbA1c の変化分）の度数分布

由の分析は今後の課題となっています。

　積極的支援では，男性の平均値は＋0.06％，女性の平均値は－0.03％と男性と女性で逆になっているのでそれぞれの度数分布図を描いて検討してみま

しょう。**図 5-10A** は，男性の HbA1c の変化分の度数分布図です。対象人数が 58 人で，改善と悪化がほぼ半々でした。度数分布は−0.5％から＋0.5％の幅にほとんどの対象者が分布し，−1.5％あたりと＋1.5％あたりに 1 人ずつ分布し，その結果としてゼロ線を中心に対称的な分布になっています。

図 5-10B は，女性の HbA1c の変化分の度数分布図です。山が 3 つあるような分布をしていますので，三峰型といってもよいかもしれません。ある程度改善する人たちと悪化する人たちがいて，ほとんど変化しない人たちが多くいる分布といえるでしょう。先ほどの**図 5-9** では男性と女性の改善の平均値はプラスとマイナスでしたが，度数分布図を描いて検討してみると，男性も女性も本質的には血糖値を改善させる保健指導は全体として効果があったとはいえないことが示されました。改善しない対象者が圧倒的に多く，改善する人と悪化する人はほぼ同数ということが簡単に把握できました。

●参考文献
1）山本英紀：医療制度改革における特定健診・保健指導の位置づけ．保健医療科学．57(1)：3-8．国立保健医療科学院．2008．

VI

好事例

VI 好事例

特定健診受診率向上をめざした活動
広島県廿日市市

事例提供 ● 廿日市市福祉保健部健康推進課保健師　門田万紀恵

代表的な取り組みの特徴

(特定健診：委託)

(保健指導：委託)

● **コミュニティとの協働で受診率向上キャンペーンを実施**
地域住民から受診率向上のためのアイデアを出してもらい，キャンペーンを実施した。

● **特定健診無料化と医師会との連携**
自己負担分を無料化。同時に医師会に個別健診の協力依頼を行い，受診率向上に向けた連携を図った。

● **コールセンターの開設と受診勧奨**
電話一本で健診に関する相談や受診申し込みができる体制を整備した。

● **魅力ある健診体制の構築**
特定健診とがん検診の同時実施（集団健診），日曜総合健診の実施，健診項目の増設，人間ドックの定員および医療機関の増設，託児所付き健診など利便性や健診内容の充実を図った。

廿日市市の概要

広島県廿日市市（以下，当市）は，北は中国山地，南は瀬戸内海を擁する豊かな自然，世界遺産「厳島神社」を始めとするさまざまな観光資源がある，広島県西部の都市です。1988年に廿日市町が市制施行した当初は面積47.89 km^{2}の小さな市でしたが，二度の合併を経て，市域は489.42 km^{2}と約10倍になりました。人口は11万7,226人（2014年9月1日現在）で，大半は第三次産業に就労しています。瀬戸内海に面した沿岸部は都市整備が進む一方，内陸部の山間部では過疎化・高齢化が進行しています。

*2012年度目標…65%

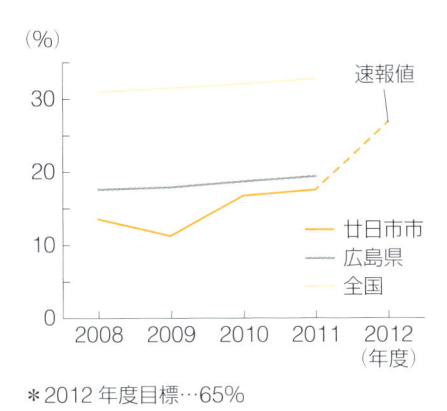

図6-1　健診受診率の推移

これまでの取り組み

■健診受診率県内最下位からの脱出をめざして

　当市では2008年度から「健康はつかいち21」と称した健康増進計画を実施しています。これは健康増進法にもとづく「市町村健康増進計画」であり，市民自らが健康づくりに取り組む地域社会を育むために，健康づくりに関連する各種団体やボランティア，行政，企業などが連携し，さまざまな情報提供・環境整備・地域づくりなどを推進することで市民の健康づくりを支援しています。

　当市の特定健診受診率は全国平均よりもかなり低く，2009年度は県内最下位でした。生活習慣病にかかる医療費やレセプト件数からみても状況はよくなく，生活習慣病の発症や悪化を防ぐために，受診しやすい健診体制や効果的な支援体制を整えることが急務でした。また，「健康はつかいち21」で推進している事業と連動させたシステムづくりが必要であることから，2010～2012年度まで厚生労働省の「国保ヘルスアップ事業」に取り組みました。

　2010年度には，追加健診項目として，心電図，眼底検査（集団健診のみ），貧血・血清クレアチニンなどの血液検査を実施した結果，受診率は5％上昇して県内最下位から4つ上がりました。2012年度は26.8％（速報値）で，目標値の65％には程遠いのですが，前年度より9％上げることができました（図6-1）。

VI 好事例

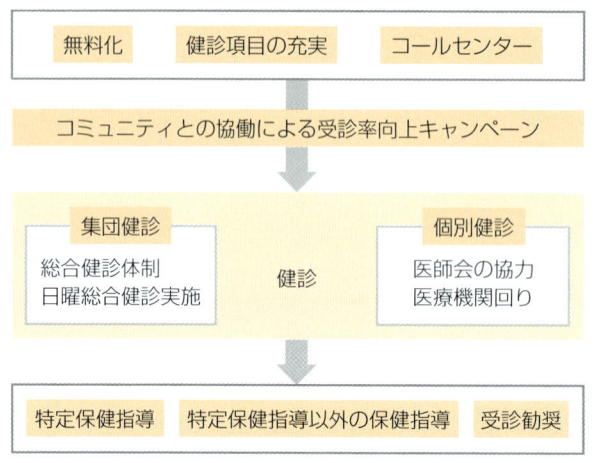

図6-2 廿日市市の特定健診・保健指導体制

代表的な取り組み

　住民自らが健康づくりに取り組む地域をめざし，特定健診・保健指導の体制を図6-2のように整えました。

■コミュニティとの協働により受診率向上キャンペーンを実施

　地域のコミュニティや町内会連合会などが市と協働でアイデアを出し合い，地域で受診率向上に取り組むキャンペーンを，2012年度は1地区で，2013年度は3地区で実施しました。それぞれの地区のアイデアにより特徴的な取り組みとなり，このキャンペーンは私たちにとって，地域住民の力を身にしみて感じることのできる活動となりました。2013年度の取り組みを以下に記します。

ポイントを集めて楽しく健康に！

　1つ目の地区は，健診はもちろん地域の行事も盛り上げようと，ポイント制を導入しました（図6-3，4）。ウォーキングや野山散策，ゴルフ大会など地域のコミュニティ事業に参加すると2ポイント，特定健診・人間ドック・がん健診を受けると13ポイントがもらえます。15ポイントで血圧計や体重計などの健康グッズが当たる抽選に一口応募できるほか，20ポイント集めるともれなくQUOカードをプレゼント。このようなお楽しみ付きの取り組みは，地域のみなさんも喜んで参加してくれました。また，市民センターの健康講座に私たち保健師を呼んでもらい，健診のPRとヘルスチェックを行いました。

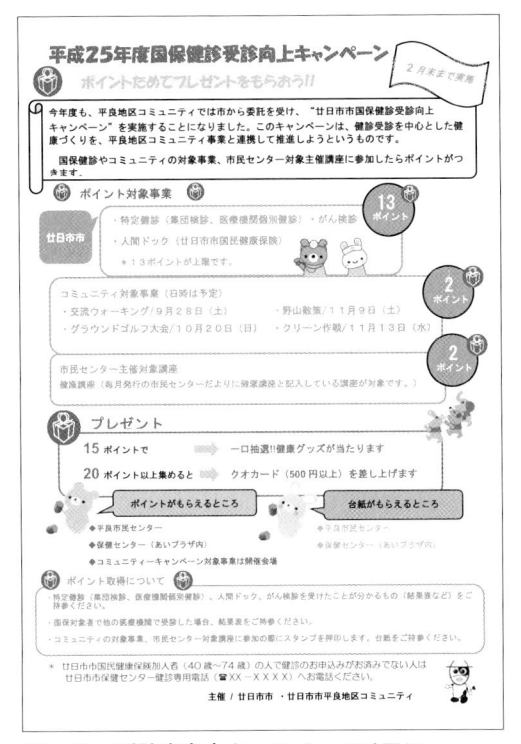

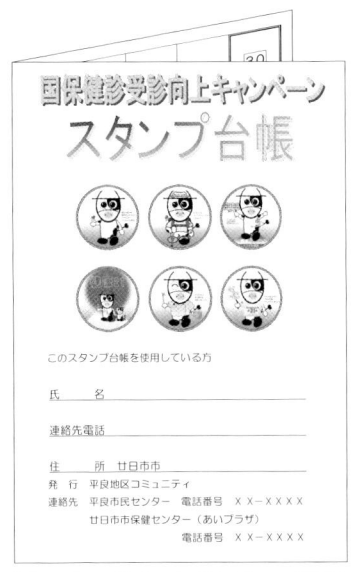

図6-3　受診率向上キャンペーンチラシ　　　図6-4　ポイントのスタンプ台帳

　2つ目の地区は，健診の案内の個別通知を行って健診のPRをし，健康へ関心をもってもらうため，健康講座を開催して地域のみなさんと健康を考える機会を設けました。

地域のみなさんの積極的な活動

　とくに活動が盛り上がった3つ目の地区では，町内会連合会のスタッフが中心となり，地域住民の健康について考えられました。市民センターのパソコン教室の生徒さんがポスター(図6-5)を作り，自ら地域のかかりつけ医に持参して受診の協力をお願いしたり，地域の掲示板に掲示したり，一枚一枚違うデザインチラシ(図6-6)を回覧板で配布するなど，行政では考えつかないようなPRをしていました。

　地域の公園清掃の日に，キャンペーンの委託料で作成されたのぼり旗を公園周辺に掲げられているのを見たときには感動しました。横断幕にはスローガンとして「めざそう健康日本一」を掲げ，元気な地域をめざして地域の人々が取り組んでいることが伝わりました。また，地域のサロンに声をかけ，健診のPRを行いました。民生委員は独自にチラシやアンケートを作成し，一人暮らしの高齢者の受診勧奨に取り組みました。

VI 好事例

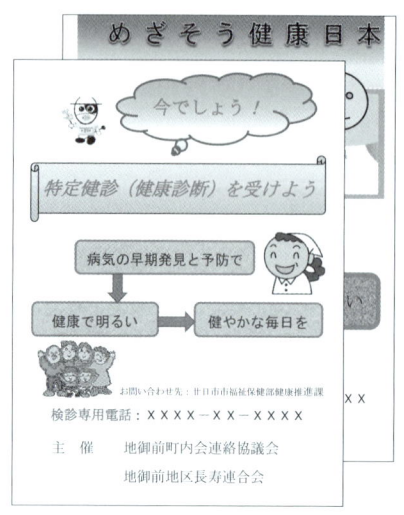

図 6-5　国保健診ポスター　　　図 6-6　国保健診チラシ

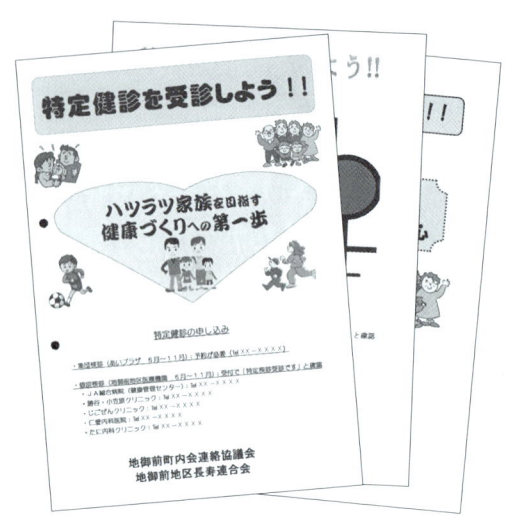

今井先生のアドバイス

地域の人々のアイデアを採用しよう

地域住民のアイデアを採用してキャンペーンを行う取り組みは，市民の主体的な健康づくりを促すことができ，お勧めです。また，廿日市市の場合は，保健師の大先輩でもある上司が「地域のサロンや講座などに呼んでもらって，夜間でも休日でもPRをどんどんしていきなさい」と背中を押してくれたそうです。上司にも活動を理解してもらい，応援してもらえる体制が作れるとよいですね。

また，職務室内には「特定健診受診率30％」など毎週の受診率を表示し，活動の達成具合を目で確認できるようにしています。課を挙げて受診率向上に取り組んでいく姿勢が大切だと思います。

CHECK
- □ 地域住民のアイデアを積極的に採用しよう
- □ PRできる機会を増やそう
- □ 職務室にスローガンを掲げるなどして課を挙げて受診率向上に取り組もう

健診無料化と医師会との連携

2012，2013年度は，課税世帯1,400円，非課税世帯500円の自己負担分の健診無料化を実施しました。同時に医師会との連携を図り，医師会定例会での進捗状況の報告と個別健診の協力依頼を行いました。また，コールセンターの職員が毎月医療機関を回って請求書を回収し，その際に受付の人にも個別健診の協力依頼をしました。その結果，個別健診は，2011年度の約500件から2012年度には約1,500件に増え，2013年度はさらに約2,000件にまで増加しました。

> **事例提供者のアドバイス**
>
> **医師会との連携で受診者数4倍に**
> 特定健診の無料化を実施できるかどうかは，市町村の財政事情などのさまざまな事情によると思いますが，なるべく自己負担額を減らしたほうが受診率は向上すると思います。また，医師のひと声は市民にとって大きな影響力をもちます。医師会との連携はぜひ進めてください。廿日市市では地元医師会の先生方の多大なご協力により，2年間で受診者数を4倍に増やすことができました。
>
> CHECK
> ☐ 地元医師会と連携しよう。医療機関の受付の人への協力依頼も忘れずに！

■コールセンターの開設と受診勧奨

　市役所にコールセンターを開設し，電話一本で健診に関する相談と受診申し込みができる体制を整えました。受付時間は8：30～17：15までの約9時間です。また，前年度受診者へ電話での受診勧奨も行っています。医療機関の先生からは，「患者さんが『市役所から電話をもらったから受診した』と言われてよく受診に来られますよ」という声をいただきました。スタッフの励みになります。

　なお，未受診者へは圧着ハガキによる受診勧奨を行いました。ハガキ送付後，受診勧奨の電話を行ったことも効果的でした。

> **事例提供者のアドバイス**
>
> **コールセンターの開設**
> コールセンターは，直営でも委託でも人員体制などを整えるのが大変だと思いますが，なるべく直営で開設したほうが，急な対応の変更や地元医師会との連携なども実施しやすいと思います。私たちは，当初は緊急雇用対策事業を利用しました。現在は臨時職員4人体制で運営しています。
> また，受診勧奨は受診率向上のためには必須ですし，私たちは電話での受診勧奨に手応えを感じています。受診勧奨を行うためには，まずは対象者の台帳をしっかり管理することが大切です。
>
> CHECK
> ☐ なるべく直営できるコールセンターの人員を確保しよう
> ☐ 受診勧奨対象者の台帳を整えよう

■魅力ある健診体制の構築

　上記のコールセンターの開設も利便性向上の1つですが，ほかに日曜健診も実施しました。集団健診では特定健診とがん検診の同時実施を行い，2012年度は全44回の健診のうち約半数，2013年度はすべての健診が同時実施で

行われました。

　人間ドックの定員増と医療機関増にも取り組み，人間ドックの定員は2011年度の700人から2012年度には倍の1,400人としました。医療機関は，2012年度は2医療機関だったのを2013年度には3医療機関に増やしました。

　また，2010年度からは，全員に貧血，心電図，眼底検査，血清クレアチニンなどの血液検査，尿潜血検査を実施しています。健診項目の充実を図ることで，受診者に健診の魅力を感じてもらえるように努めています。

今井先生のアドバイス

創意工夫して受診率の向上を

受診の利便性と健診の魅力を向上させる方法は，市町村によっていろいろな方法があると思います。健診の受診勧奨は関係機関に協力を呼びかけることで，お金や人手をかけなくても実施できることはたくさんあるでしょう。創意工夫して受診率の向上と健診後のフォロー体制を充実させていきましょう。医療関係の専門家とのさらなる連携や，健康ボランティアとの連携を図りながら，健康づくりの推進とともに一層の健診PRに取り組んでいきましょう。

CHECK
- ☐ 休日健診の実施
- ☐ 特定健診とがん健診の同時実施
- ☐ 人間ドックの定員増・健診機関増
- ☐ 健診項目の充実

特定保健指導実施率の着実な増加
秋田県秋田市

事例提供●秋田市保健総務課　田中としみ

代表的な取り組みの特徴

- 特定健診：秋田市医師会と秋田県総合保健事業団に委託
- 保健指導：直接実施

● 特定健診と保健指導に専念できる体制および健診担当と保健指導担当の連携
　事務職員との協働によりスムーズな事業展開を確立
● 健診結果通知時の初回面接実施と魅力ある保健指導内容の工夫
　個別訪問による特定保健指導の実施，運動教室の実施
● 保健指導の継続利用者の確保とPR
　電話やハガキによる受診勧奨，メタボ改善者の体験談を広報などに掲載
● アプリケーションソフトを使った保健指導のデータ管理および指導効果の分析・評価
　情報を一括管理し，データを活用

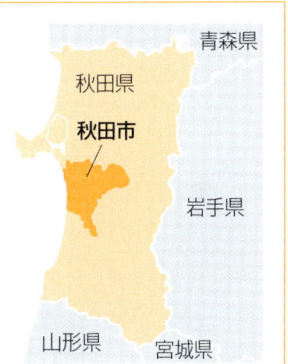

秋田市の概要

　2005年に旧雄和町，旧河辺町と合併した秋田市（以下，当市）は，秋田県沿岸部に位置し，面積およそ905 km^2，人口31万8,855人（2014年9月1日現在），約13万世帯の中核市で，大半は第三次産業に就労しています。2011年の出生率は7.0％（全国8.3％），死亡率は10.4％（全国9.9％）。また，2013年10月1日現在の老年人口（65歳以上）割合は26.0％であり，2003年と比べ6.5％増加しており少子高齢化がハイスピードで進んでいます。

　2013年4月1日現在の秋田市国民健康保険の被保険者は7万1,317人で，全市民の約2割が加入しており，加入者に占める前期高齢者の割合は約4割です。2012年度の1人あたりの年間医療費は約35万5,000円，医療費総額は260億円で，1人あたりの医療費および総医療費は年々増加しています。

VI 好事例

また，2012年5月のレセプトでは，生活習慣病で受診している人は受診者全体の38.1%であり，50代では3人に1人，60代以上では2人に1人でした。疾病分類別では，高血圧症，脂質異常症，糖尿病の順に高く，いずれの疾患も加齢とともに受診割合は高くなっています。特定健診結果では，メタボリックシンドローム該当者は15.2%，予備群は10.1%であり，市町村国民保険の結果より低くなっています。

これまでの取り組み

■特定健診の利便性向上と受診勧奨

2012年度の特定健診対象者数は5万457人，そのうち健診受診者数は1万6,134人，受診率は32.0%でした（図6-7）。受診率は国の目標には届いていないものの，2008年度の24.8%から7.2%増加しており，中核市としては平均的な受診率となっています。

2012年度の保健指導対象者数は1,705人，保健指導終了者数は655人，実施率は2008年度から16.3%増加し，38.4%でした（図6-8）。中核市の平均19.1%を大きく上回っています。

健診受診率を向上させ，保健指導対象者数を増やすために，当市では特定健診の利便性の向上を図ってきました。特定健診は，6月～翌年3月の10か月間，市の委託を受けた約130の医療機関で実施するほか，年10回の日曜健診を実施し，平日の受診が困難な人のニーズに対応しています。さらに，医療機関の少ない2地域では，年11回の集団健診を秋田県総合保健事業団に委託し実施しています。また，医療機関での健診，集団健診はともにがん検診と同時実施できる体制を整えています。健診対象者へは個人宛で受診券を郵送し，さらに10月と翌年2月に未受診者全員に受診勧奨ハガキを郵送し受診を促しています。

そのほか，健康イベントでの健診PR活動や市政テレビ・ラジオ，広報紙でのPR，医療機関や薬局へのPRポスターの掲示なども実施しています。また，人間ドックや事業所健診を受診した人には，健診結果を提供していただけるよう協力を呼びかけています。

その結果，受診者は年々増加し，それに伴い保健指導対象者も2008年度の1,560人から2012年度は1,750人に増加しました。受診者数と保健指導対象者数は比例関係にあることから，健診受診者数の増加は新たな保健指導対象者の掘り起こしと保健指導実施率の増加につながっています。

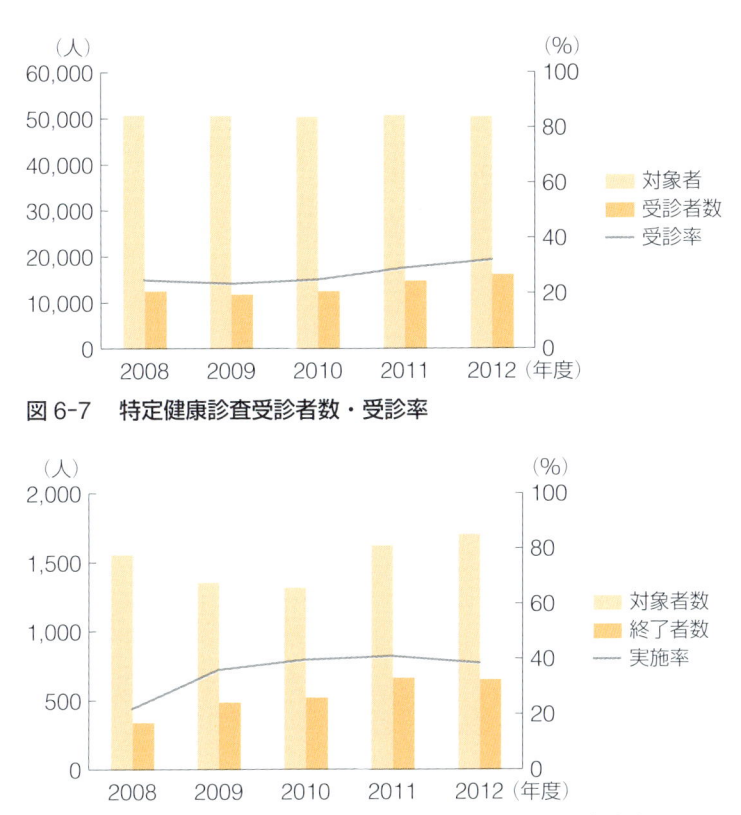

図 6-7　特定健康診査受診者数・受診率

図 6-8　秋田市国保特定保健指導対象者数・終了者数・実施率

代表的な取り組み

　前述のように，当市では特定健診の利便性向上，PR に努めてきました（図 6-9）。血清クレアチニン検査と尿酸検査や健診の自己負担額無料化も行い，特定健診の魅力向上も図っています。これらは健診受診率向上のための工夫ですが，ここでは保健指導実施率向上のための取り組みをご紹介します。

特定健診・保健指導に専念できる体制および健診担当と保健指導担当との連携

　当市の特定健診・保健指導は，市民生活部特定健診課（以下，当課）が担当しています。当課は健診担当と保健指導担当の 2 担当で構成され，それぞれの業務に専念できる環境にあります。

　健診担当は事務職 5 人と医療事務職 4 人，保健指導担当は保健師 5 人と管理栄養士 1 人で構成されています。保健指導を行うにあたり，医療事務職が保健指導対象者の直近のレセプトを確認し，優先指導対象者の抽出作業や保健指導利用勧奨の電話案内，保健指導日時の調整を行います。保健指導の事前準備を事務職員と一緒に行うことで，保健師や管理栄養士はより多くの時

VI 好事例

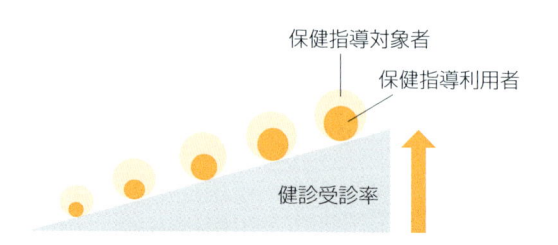

保健指導実施率向上の工夫
・健診結果返却時に初回面接
・個別訪問を主とした保健指導
・アプリケーションソフトを使った保健指導のデータ管理
・魅力ある保健指導内容の工夫
・保健指導の継続利用者の確保
・保健指導のPR
・保健指導の効果を分析・評価

健診率向上の工夫
・6月〜翌年3月末までの10か月間の実施
・およそ130医療機関で実施(個別方式)
・年10回の日曜健診の実施(集団方式)
・地域の交流センターや体育館での実施(集団方式)
・がん検診との同時開催
・健診受診券の個人通知
・年2回受診勧奨はがきの送付

図6-9　秋田市の特定健診・保健指導体制

間を保健指導と指導後の評価や分析にあてられます。

なお，保健指導担当は集団健診の受付事務や健診周知にも従事しており，両担当は協働で健診事業と保健指導事業を行っています。

今井先生のアドバイス

業務に専念できる体制づくりに向けて

保健師が本来の機能である保健における対人サービスに専念するためには，事務方との連携が欠かせません。スムーズな事業展開ができていない場合には，人数が足りないのか，適材適所の人員配置がなされていないのか，まず問題点を明確にすることが大切です。そのうえで，上司など幹部と協議して人員体制を整えましょう。

CHECK
☐ 特定健診・保健指導それぞれに専念できる人員体制を整えていますか
☐ 特定健診・保健指導それぞれの担当同士で協働できていますか
☐ 事務方との連携はとれていますか

■ 健診結果通知時の初回面接と魅力ある保健指導の工夫

健診結果は審査機関を経て，約2か月半後に受診者に通知します。情報提供対象者には郵送しますが，保健指導対象者には保健師や管理栄養士が健康に関するアドバイスをしながら健診結果を手渡すことを電話で伝え，面接の予約をとります。このように直接健診結果の通知と説明とアドバイスを行うことが保健指導利用者数の確保につながっていると考えられます。

さらに，保健指導は利用者の利便性に配慮して，保健師や管理栄養士が自宅や職場などを訪問し行っています。12月〜翌年3月までの降雪期間は地

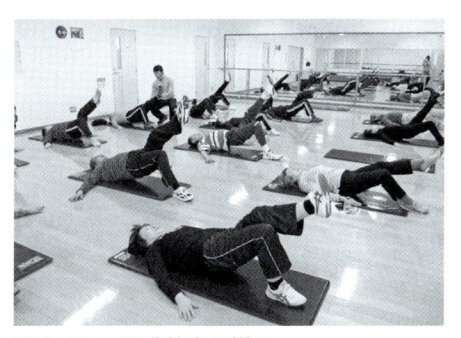

図6-10　運動教室の様子

域によっては訪問困難な場合もあり，天候や路面状況を考慮して対応していますが，利用者のうち訪問による指導はおよそ7割，本人の来庁は3割です。

面接の際は，「健診結果表の見方」やそれぞれの指導内容に合わせたパンフレットを配付するほか，メタボリックシンドロームに関する知識をパソコン画面で紹介するなど，各種媒体を使用してわかりやすく説明することで生活改善の必要性を伝え，改善意欲を高められるよう努めています。

また，保健指導の一環として，健康運動指導士を講師とした運動教室を月1回実施しています（**図6-10**）。参加者は60〜70代の動機づけ支援実施者が最も多く，1回あたりの参加者数はおよそ15人です。教室に参加することで運動に対する意識が高まり，運動の自宅実践のきっかけになっています。また，半年間の継続参加が可能なことも運動習慣の定着につながっています。

事例提供者のアドバイス

個別訪問の検討，指導内容の工夫

当市で個別訪問が可能なのは，一部地域を除いて車で30分以内に到着できることや，路上や自宅付近に駐車できる地域が多いこと，当課で専用の公用車を所有していることなどがあげられます。すべての自治体で実施できることではないと思いますが，利用者の利便性を向上する方法を検討されてみてはいかがでしょうか。

個別訪問は難しくても，面接の際の指導内容の工夫はできる限りされたほうがよいと思います。使用媒体の工夫や運動教室の実施などで，対象者に生活改善を意識してもらえるようにしましょう。

CHECK
- [ ] 保健指導対象者への健診結果の通知は，面接で行っていますか
- [ ] 利用者の利便性に配慮した面接方法（個別訪問など）を検討していますか
- [ ] 保健指導に使用する媒体は，生活改善の必要性を伝えられるよう工夫していますか
- [ ] 運動習慣を定着させるための運動教室などの実施を検討していますか

VI 好事例

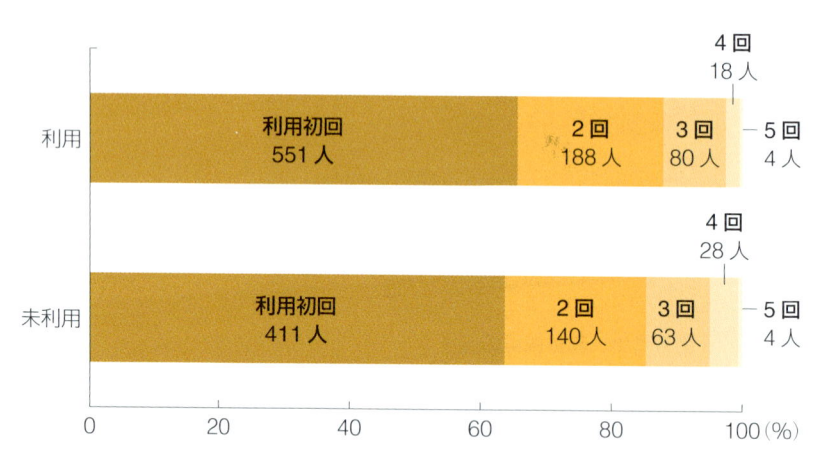

```
利用    利用初回      2回    3回   4回 18人
        551人        188人   80人  5回 4人

未利用  利用初回      2回    3回   4回 28人
        411人        140人   63人  5回 4人
```

図6-11　2012年度保健指導利用者の通年度利用歴と通年度未利用歴

■保健指導の継続利用者の確保とPR

　2012年度に保健指導を利用した841人のうち，過去に指導歴があった人は290人で，およそ3人に1人が再指導を受けていました。毎年健診を受けて検査値の変化を観察し，健康管理していくことは重要です。また，保健指導利用者が継続して指導を受けることでよりよい生活習慣を定着させていくことができ，介護予防と将来の医療費抑制につながります。そのため，複数年にわたって指導を受ける必要がある対象者をフォローアップできるように，前年度保健指導利用者のうち当該年度健診未受診者には，担当保健師や管理栄養士が電話やハガキで受診勧奨を行っています。

　一方，保健指導を利用しなかった646人のうち，指導対象であっても過去2回以上指導を受けていない人が36.4％いました。指導を受けない主な理由には，「時間がない」「指導を希望しない」「医療機関で管理したい」などがあげられており，今後対策を検討していく必要があります（図6-11）。

　なお，2012年度に行った『秋田市メタボリックシンドロームと健康に関する調査』によると，「特定保健指導を希望しない」と答えた人は全体の28.5％であり，その理由で最も多いのは「必要なときは医療機関に相談できるから」で全体の50.4％を占めていました。次が「今の生活習慣を変える気がないから」で13.8％でしたが，男女を比べると男性19.3％，女性9.8％となり，男性のほうが改善の意志がない人が多い傾向にありました。年代別で比べると40代において「時間がない」「保健指導がどのようなものかわからない」の割合が高く，職業別では自営業者やパート，アルバイト，会社員，団体職員において「時間がない」という理由が多くなっていました。

このような結果を踏まえ，保健指導の内容を具体的に知ってもらうため，保健指導を受けメタボを改善した体験者のエピソードを，広報やホームページに掲載しています。体験談が多くの人の目にとまり，生活習慣改善に関心をもつ人が増えるよう努めています。

今井先生のアドバイス

生活習慣の改善に関心をもってもらうために

継続利用者確保のためには，指導内容の工夫と同時に，やはり受診勧奨も必要だと感じています。

また，未利用者へのPRは課題ですが，体験談の広報等への掲載はある程度有効なようです。「生活習慣を変える気がない」という人も，自分自身の健康にまったく関心がないとは思えません。粘り強くPRしていきましょう。

CHECK
- ☐ 保健指導利用者に継続利用してもらえるよう健診の受診勧奨をしていますか
- ☐ 保健指導を受けない人の利用しない理由を把握して今後の対策を考えていますか
- ☐ 保健指導の具体的な内容と，指導によって改善した例などをPRしていますか

■アプリケーションソフトを使った保健指導データの管理および指導効果の分析・評価

　保健指導利用者の健診結果，指導スケジュール，行動計画の作成，指導記録，指導履歴などの情報はすべてアプリケーションソフトを活用し管理しています。煩雑になりがちな指導スケジュールがサポートされるため，効率よく指導を継続できることや，担当者が代わった際の引き継ぎ，保健指導利用者情報の検索，適正エネルギー量の算出や栄養分析などの自動計算等の日常の業務管理もできる指導アイテムとして大きな力を発揮しています。

　データは，指導効果の分析と評価にも活用しています。2010年度の特定保健指導利用者と未利用者の翌年度の測定値，検査値の平均値を比較したところ，拡張期血圧以外は，利用者の平均値が未利用者よりも改善しています。また，中性脂肪とHDLコレステロール，γ-GTPは，未利用者の平均値が悪化しているのに対し，利用者では改善されていることがわかりました。メタボリックシンドロームの改善度をリスク数の変化で比較すると，腹囲，BMIが基準値内に改善し脱メタボとなった人は，保健指導利用者28.2％，未利用者19.5％で，8.7％の差がありました。また，リスク数が減少した人の割合は，保健指導利用者55.7％，未利用者43.9％，増加した者の割合は，保健指導利用者13.4％，未利用者14.7％，変化がなかった人の割合は，保健指導利用者30.9％，未利用者41.1％で，いずれも指導利用者に改善者が多く

VI 好事例

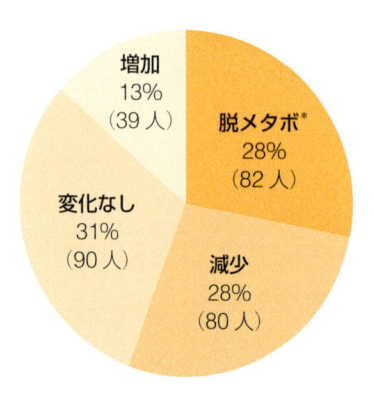

図6-12 2010年度保健指導利用者の次回健診におけるメタボリスク数の変化

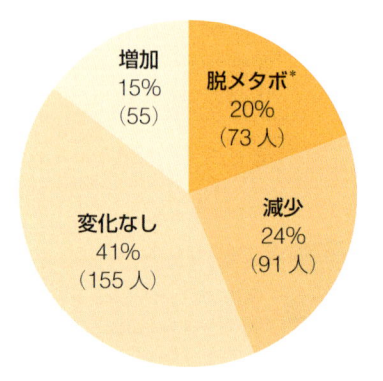

- 脱メタボ* 28%（82人）
- 減少 28%（80人）
- 変化なし 31%（90人）
- 増加 13%（39人）

＊腹囲・BMI基準値内

図6-13 2010年度保健指導未利用者の次回健診におけるメタボリスク数の変化

- 脱メタボ* 20%（73人）
- 減少 24%（91人）
- 変化なし 41%（155人）
- 増加 15%（55）

＊腹囲・BMI基準値内

なっています（図6-12, 13）。

■国立保健医療科学院の評価システムを使用した保健指導プログラムの成果分析

図6-14〜17は，国立保健医療科学院の「保健指導支援サービス」を利用して，男性の積極的支援の対象者の保健指導結果を分析したものです。

実施している保健指導プログラムに体重や血圧などを改善させる効果があるかどうかを検討し，これまで実施してきたプログラムはおおむね実効性があったと評価しています（もちろん，改善すべき点はあります）。当市では，このような指導効果の検証結果を医師会等の関係者に示し，保健指導の有効性を伝えています。独自に保健指導をPRするだけではなく，関連機関に有効性を理解してもらうことで，関連機関が健診や保健指導を対象者に紹介してくれる可能性も見込めます。

データの分析・評価は，現在の取り組みがうまくいっているかを検証し，今後の対策に役立てることができるのはもちろん，医師会など関連機関の関係者に保健指導の有効性をアピールすることにも活用しています。

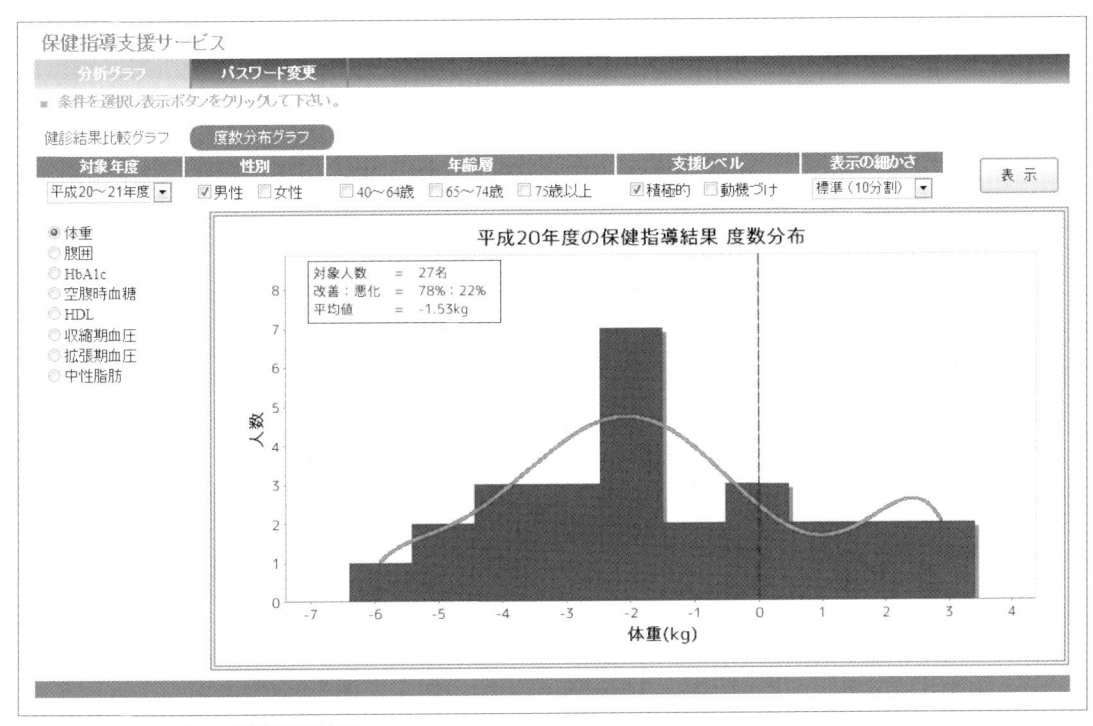

図 6-14　2008 年の保健指導結果

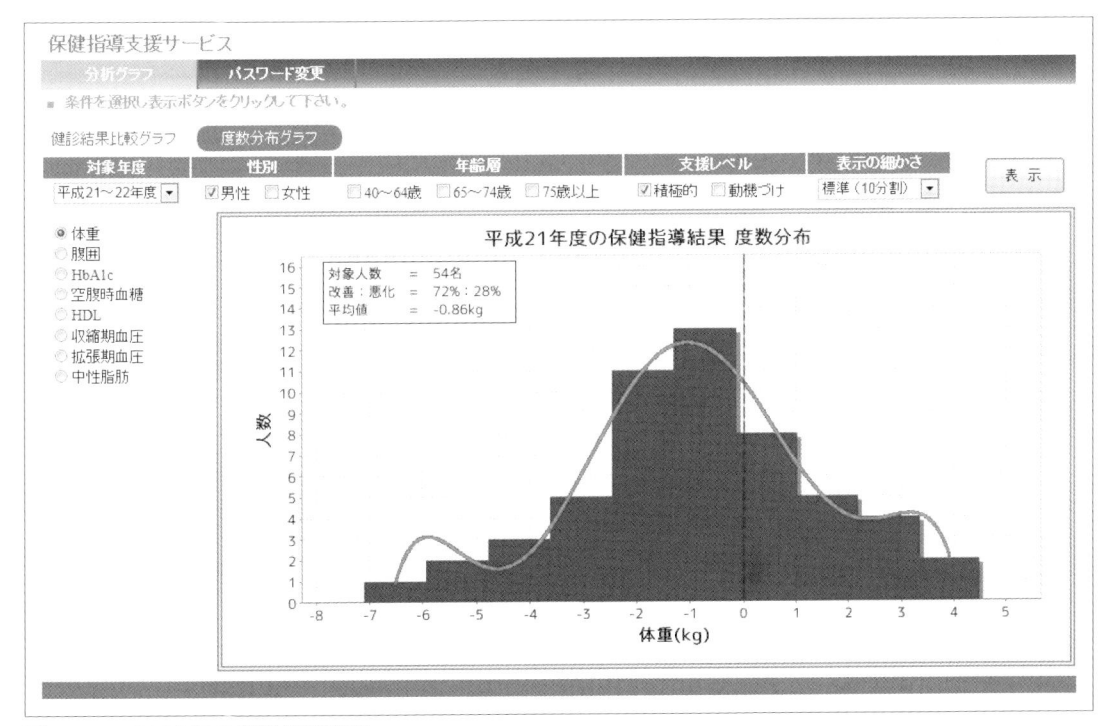

図 6-15　2009 年の保健指導結果

VI 好事例

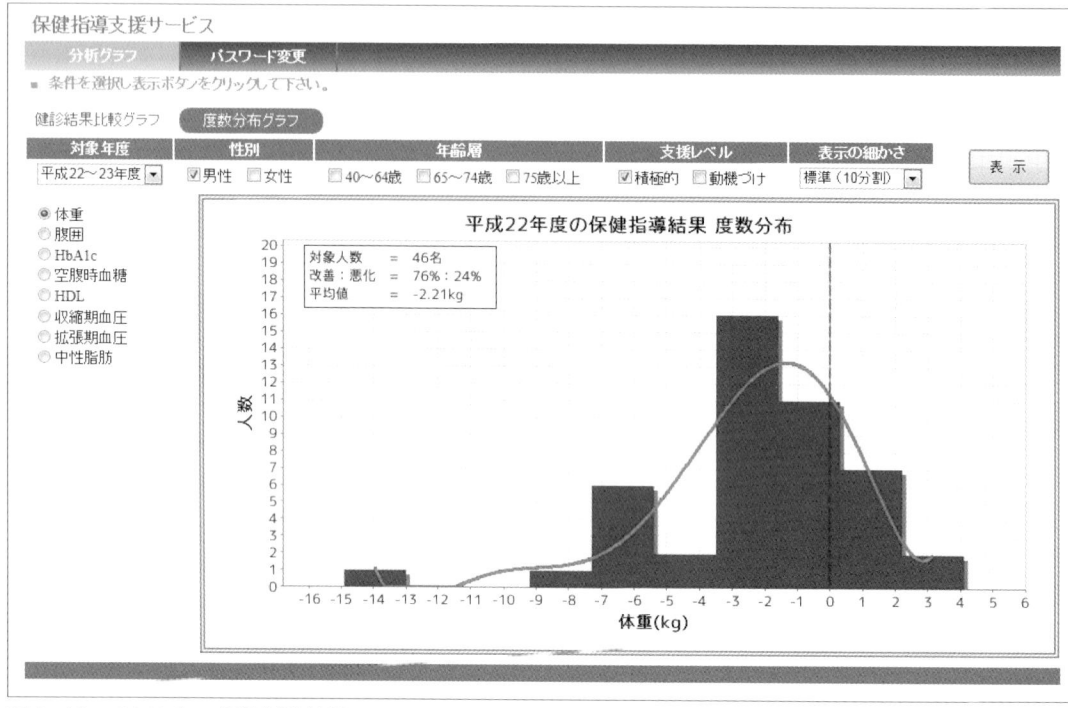

図 6-16　2010 年の保健指導結果

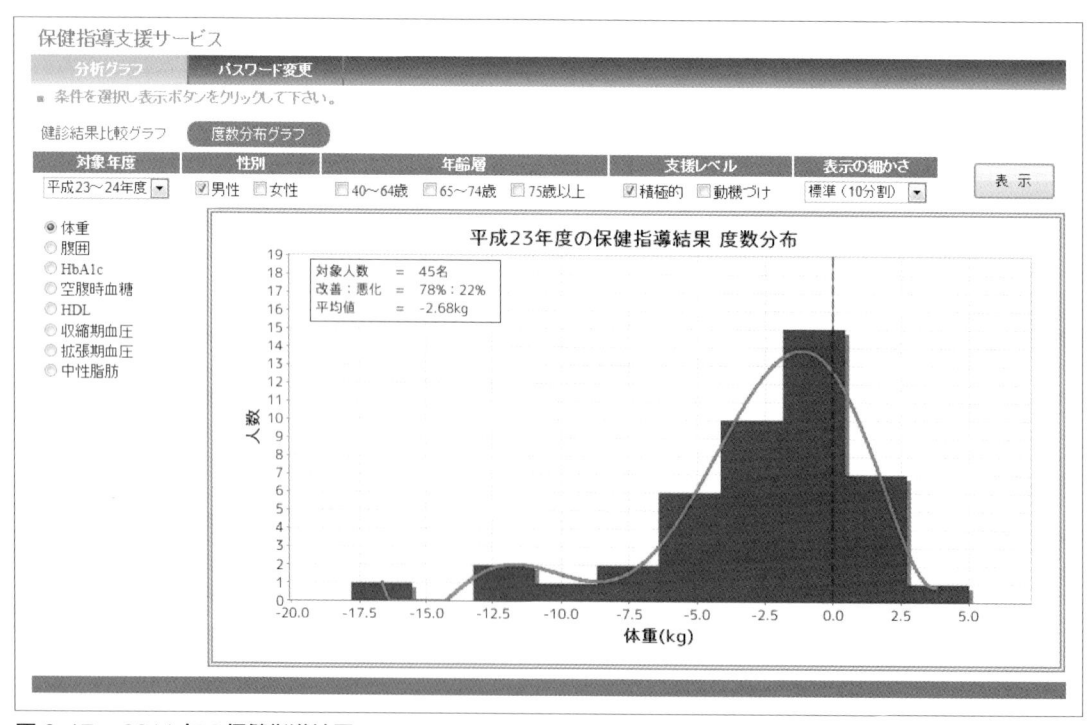

図 6-17　2011 年の保健指導結果

今井先生のアドバイス

アプリケーションソフトの活用

アプリケーションソフトを活用して情報を一括管理することのメリットは大きいので，ぜひ導入してほしいと思います。また，データを分析・評価することで，保健指導の有効性を検証し，今後の対策に役立てることができるでしょう。保健指導の有効性を証明するデータは，スタッフ間で共有するだけではなく，地域の関係者に広く周知しましょう。保健指導には確かな効果があり，病気を予防して医療費の削減につなげることができるのだと理解してもらえれば，関連機関との連携も図りやすくなると思います。

今後さらにデータを集積し，検査結果だけではなく，初回面接時のアセスメント内容や6か月後評価時のアンケート結果を突き合わせて多面的に分析したいと考えています。これらの結果を市民に対してわかりやすく示し，保健指導の有効性をさらにPRしていきます。

CHECK
- ☐ 対象者の健診結果，指導スケジュール，指導履歴などのデータを管理していますか
- ☐ データを分析できるアプリケーションソフトを導入していますか
- ☐ 国立保健医療科学院のデータファイルソフト「保健指導支援サービス」を活用しましょう
- ☐ 分析したデータから保健指導の有効性が検証できましたか
- ☐ 保健指導の有効性を，医師会など関係機関にも伝えましょう

VI 好事例

人工透析新規導入者ゼロをめざした活動
滋賀県犬上郡甲良町

事例提供●甲良町保健福祉センター保健福祉課保健係　田畑真実

代表的な取り組みの特徴

- 特定健診：滋賀保健研究センター，医師会に委託
- 保健指導：委託，一部直接実施

● **特定健診受診者全数に個別面接による結果説明**
健診受診時に受診者全員に結果説明の個別面接の予約をとる

● **糖尿病発症予防のための二次検査と生活指導**
結果説明の個別指導と，インスリンを枯渇させないための生活指導を実施

● **腎臓専門医につなげて透析ストップ**
事例を通してかかりつけ医と連携し，腎臓専門医療につなげる

● **受診率を向上させ健診未受診者のなかの腎機能低下者を把握**
新規透析ゼロをめざし，腎機能低下者への早期介入を図る

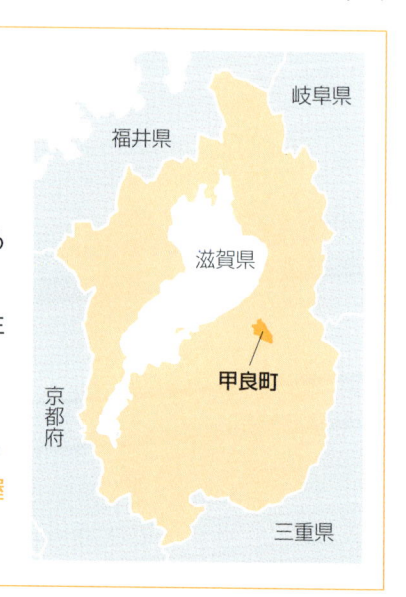

甲良町の概要

　甲良町（以下，当町）は，日本最大の湖である琵琶湖東部の湖東平野にあり，滋賀県の中央部を占める犬上郡のほぼ中央に位置し，鈴鹿山脈から琵琶湖に向かって開けた穀倉地域です。東西5.32 km，南北5.15 km，面積13.62 km^{2}の平地農村で，人口7,519人，2,555世帯（2014年8月1日現在）が主に農業で暮らしています。

　2002～2011年までの10年間の県内市町別標準化死亡比では，当町は男女ともに死亡率が高く，とくに男性は継続して県内トップを占めており，県内で最も短命な町という状況です。死因別では，急性心筋梗塞とがんによる死亡率が明らかに突出しています。

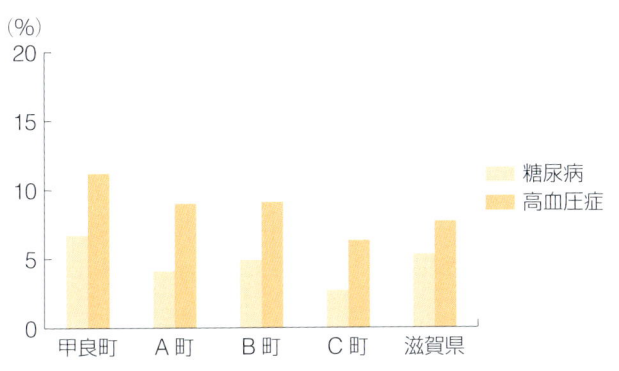

図6-18　2012年度糖尿病・高血圧症医療費割合

これまでの取り組み

■透析患者出現率ワースト1からの脱却をめざして

　当町は，死亡率だけでなく人工透析患者の出現率をみた，2010年8月後期高齢者医療人工透析患者出現率県内市町比較においても滋賀県平均の1.4倍でトップでした。原因疾患は糖尿病性腎症が約半数で，高血圧による腎硬化症が2割を占めることから，コントロール不良者の重症化予防ができれば透析導入を防ぐことができた可能性のある患者が，全体の7割にも及んでいることがわかりました。

　また，2008〜2011年度の4年間で新規の透析患者は12人いましたが，そのうち過去に健診受診歴があったのは4事例のみで，最後の健診受診から10年以上経過した後に透析治療に至っています。このように糖尿病や高血圧症などで治療を受けていても，重症化して初めて透析治療が開始されるケースも多く，糖尿病や高血圧症においては，減塩による血圧コントロールや，高血糖を改善するための食の見直しと運動習慣を身につけるなどの日常生活が改善しなければ治療による効果が得られないことがわかります。

　さらに，過去に健診受診歴がない事例が8件あり，健診受診者のフォローだけでは，透析導入者を減らすことはできないということもわかりました。慢性腎臓病（CKD）予防の啓発とともに，町民のなかの腎機能低下者をいかに把握していくかが課題となります。

　原因疾患となる糖尿病と高血圧症の治療にかかった医療費割合では，高血圧症も糖尿病も県や近隣町と比較すると明らかに高く（図6-18），とくに糖尿病は予備群を含めた場合，健診受診者の半数がHbA1c 5.2％以上（JDS値）に該当するため，2009年度から糖尿病の発症予防対策として二次検査（75 g

VI 好事例

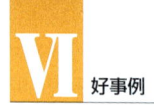

糖負荷試験，75 gOGTT)を実施し，複数回にわたる個別支援を開始しました。

代表的な取り組み

■健診受診者との個別面接での結果説明

2008年度は健診受診者数が610人で受診率は41.4％でしたが，2012年度の受診者は786人に増え，受診率も54.6％まで上昇しました。以前は集団指導による結果説明会を行っていましたが，生活習慣が多様化していることから2009年度から糖尿病予防に重点をおき，受診者全員に個別面接による結果説明を実施しています(図6-19)。

健診当日は全員に結果説明の日時の予約をとります。保健指導従事者(保健師，管理栄養士)は1人あたり20～30分で，午前6人・午後6人の1日12人の個別面接を行い，平均6人の保健指導従事者により計72人程度の個別支援を実施します。受診者数により結果説明会の日数も変わりますが，何より人員の確保が難しいことから，民間事業者の派遣による保健師・管理栄養士を活用しています。また，保健指導従事者により指導内容に格差が生じないよう同じ教材を使用し，力量アップを図る研修会を実施しています。

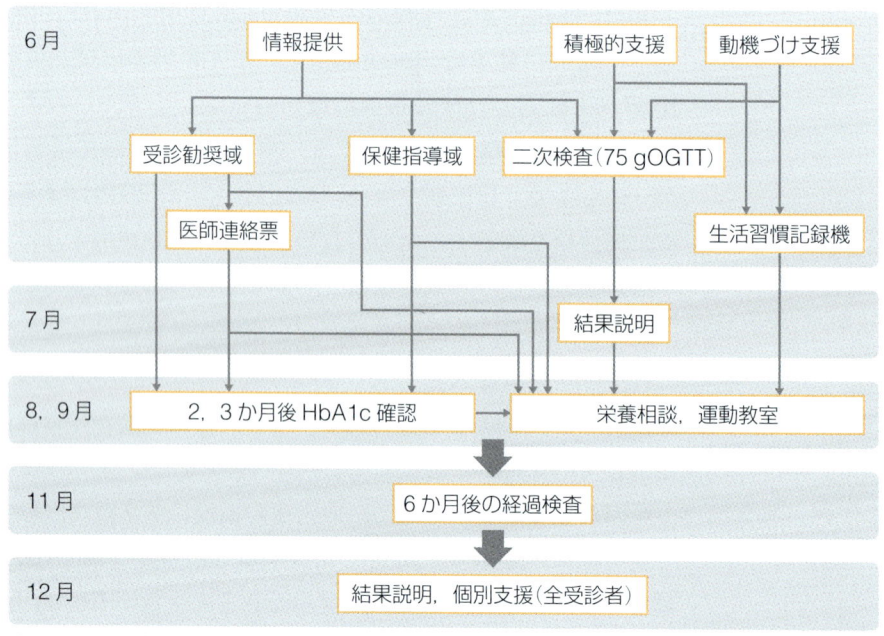

図6-19 甲良町の特定健診・保健指導の流れ

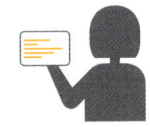

> **事例提供者のアドバイス**
>
> **個別面接の実施に向けて**
>
> 健診受診者全員の個別面接では1人あたり20〜30分の限られた時間で，身体の状態が理解できる効果的な指導教材として『私の健康記録』などを活用することで，住民が理解し行動変容していく過程に手ごたえを感じています。しかし，それには何度も繰り返して支援する必要があり，結果説明の初回面接では二次検査につなげる指導に重点をおき，二次検査の結果説明時は食生活の見直しのための栄養相談や，生活習慣記録機による消費エネルギー量を測定し運動指導につなげるなど，継続した支援ができる機会を作っています。また，保健指導の評価については，血液検査や腹囲と体重などの客観的なデータの変化を重視しています。とくに糖尿病対策の評価はHbA1cの改善者が増えることを目標としており，2009年度健診受診者全数の高血糖者[HbA1c 5.2%（JDS値）以上］の割合は49%でしたが，2年後の2011年度には37.3%に減少しました。
>
> 健診結果を確認するときが自分の身体に向き合う好機です。その機会を逃さないよう個別面接の機会で伝えることが，時間はかかりますが確かな効果が期待できます。対象者の多い自治体でも，方法を考えてぜひ導入を検討してください。
>
> **CHECK**
> - 健診受診者への結果説明にはスタッフ共通の教材を使いましょう
> - 保健指導の結果を，血液データの変化など客観的な数値で評価しましょう
> - 対象者全員への個別面接をめざして，人員確保など体制を整備しましょう

■糖尿病発症予防のための二次検査と生活指導

　糖尿病発症予防のために，特定健診の二次検査として75 gOGTTを行い，血糖値とインスリン量を測定し，インスリン分泌低下を予防するための生活指導を実施しています。

　保健指導対象者は内臓脂肪の影響により高インスリン血症の該当者が多くいます。二次検査（75 gOGTT）では過剰分泌の状態が明らかになり，このまま放置すればいずれ枯渇し糖尿病の発症に至るという過程が本人に予測できるところが大変有効な検査です。そのため生活改善の必要性を自覚するための動機づけの効果が高く，行動変容につながるケースが増えています。具体的な行動変容に結びつけるため，インスリンを使いすぎない食べ方や食品の選び方など，本人の嗜好品も含めて自分で確認できる資料を使い栄養指導を実施しています。

　2010年度に二次検査（75 gOGTT）と保健指導を受けた人を対象に，翌年度の血液データとの数値比較を行ったところ，HbA1c 5.2%（JDS値）以上の人221人中165人（74.7%），HbA1c 6.1%以上の人46人中30人（65.2%）が改善されました（表6-1）。

VI 好事例

表6-1 HbA1c値の変化

2012年度(1回目) HbA1c(JDS値)	比較できた人数		2011年度(1回目)				
			改善		変化なし		悪化
~5.1%	401	270	171	63.3%	58	21.5%	41	15.2%
5.2~5.4%	161	115	82	71.3%	15	13.0%	18	15.7%
5.5~6.0%	88	60	53	88.3%	5	8.3%	2	3.3%
6.1~6.4%	21	15	9	60.0%	2	13.3%	4	26.7%
6.5~6.9%	19	14	7	50.0%	0	0.0%	7	50.0%
7.0%~	32	17	14	82.4%	0	0.0%	3	17.6%
合計	722	491	336	68.4%	80	16.3%	75	15.3%

今井先生のアドバイス

二次検査と生活指導で糖尿病予防

甲良町では，二次検査(75 gOGTT)を生活習慣病予防の重要な検査と位置づけて受診者を増やしています。二次検査の自己負担費用は無料とし，検査日程を休日に設定するなど，受検しやすい体制をとっています。二次検査でより正確に自分の身体の状態を把握し，結果にもとづいた生活指導を複数回受けると，高血糖と自分の生活の仕方を結びつけ，見直しができるという人が多いと言えます。

さらに糖尿病性腎症からの透析導入者を減らすためには，すでに糖尿病治療中のコントロール不良者の重症化予防対策も同時に実施していくことが課題となります。コントロール不良者のなかには教育入院の経験から指示カロリーに合わせた食事指導を受けている場合も少なくありません。しかし農作業などで忙しい人は，普段の家庭生活と比較して，入院中の食事量ではエネルギー不足になると認識することが多いため，家庭生活での食事療法は守られていない現状があります。

糖尿病患者への支援で大切なことは，食後高血糖がHbA1c値の上昇につながることを本人が理解できるよう，食べている食事と血糖値を合わせて振り返ることです。そうしなければ食事内容の何が血糖上昇を引き起こしているのかがわからず，極端に食事量を減らしたり，食間の空腹感を紛らわせるため菓子パンなどを摂取してしまい，結果的に単純糖質の摂取量が増え，高血糖を引き起こすという悪循環に陥ってしまいます。

このような生活実態に対象者自身が気づくためには，本人の理解に合わせた保健指導が求められます。年間を通じてタイムリーに，保健師と管理栄養士が相談事業や訪問による指導を充実させることと，そのための人員の確保も含めた支援体制の整備が必要です。

CHECK
- [ ] 二次検査を積極的に受けてもらいましょう
- [ ] 二次検査の結果にもとづいて，生活習慣や食事の指導をしましょう
- [ ] 年間計画を作成し，人員体制を整え，確実な指導を実施しましょう

■腎臓専門医につなげて透析ストップ

特定健診の受診者から新規の透析患者を出現させないためには，CKD診療ガイドラインにもとづきハイリスク者をリストアップし，事例ごとにかかりつけ医と連携して腎臓専門医受診につなげるように努めています。

■事例A：治療中のコントロール不良

1994年から高血圧の治療が開始されたケースで1998年には高脂血症の内服治療が追加されましたが，血圧も高脂血症も改善が見られないまま経過していました。以前より尿蛋白(2＋)の所見が持続しており，血清クレアチニン値も徐々に上がってきました(表6-2)。日本腎臓学会の『CKD診療ガイド2014』(東京医学社)[1]によると，eGFR＝30，蛋白尿(2＋)の場合，腎臓の専門医療機関への受診が必要であり，かかりつけ医を通じて受診を勧めました。

かかりつけ医への患者の気遣い

保健センターからは，健診結果とともに医師連絡票を渡しています。原則，かかりつけ医が腎臓専門医に紹介し受診につながることになりますが，患者から主治医に対して，他の医療機関を受診したいと申し出にくい状況があります。この事例でも，本人が医師連絡票をかかりつけ医には渡さず，直接X病院の腎臓内科を受診しました。しかしX病院では，かかりつけ医からの紹介状がない新規患者は，循環器内科の医師が診察をすることになっており，受診結果は高血圧症の治療継続という指示のみで，腎機能については何も説明がなかったと報告がありました。

翌年，尿蛋白(3＋)，eGFR＝26と状態は悪化しました。再度腎専門医への受診の必要性を説明し，本人からかかりつけ医に申し出にくいのであれば保健師が同伴する旨をもちかけましたが，主治医への気遣いからか同伴は断られ，本人が主治医に依頼しました。しかし主治医からは「腎臓内科への紹介は今のところ必要ない状態だ」と言われたという報告がありました。

そこで本人に了解を得て保健師がかかりつけ医に直接連絡をとり，医師と面接をしました。かかりつけ医の治療方針を聞くと，「このケースはいずれ透析治療が必要になるが，今はまだ腎臓内科に紹介するレベルではない。この程度で紹介しても治療の対象にはならない。さらに腎機能低下が進めば紹介しようと思っている」との見解でした。

そこで，日本腎臓学会の『CKD診療ガイド2012』(東京医学社)[1]の基準(図6-20)について確認し，蛋白尿(2＋)は腎臓専門医による診療対象者である

VI 好事例

表6-2 事例A：定期健康診断結果

				64歳	65歳	65歳	66歳	67歳
				H22.X.X	H23.X.X	H23.X.X	H24.X.X	H25.X.X
			基準値	空腹 食後	空腹 食後	空腹 食後	空腹 食後	空腹 食後
身体の大きさ		身長	cm	152.9	153.1	152.4	152.0	151.8
		体重	Kg	56.9	60.4	58.0	54.2	51.3
		BMI	～24.9	24.3	25.8	25.0	23.5	22.3
		腹囲	男 ～85 cm未満 女 ～90 cm未満	79.6	85.3	88.3	79.0	81.0
血管への影響（動脈硬化の危険因子）	内臓脂肪の蓄積	中性脂肪	空腹 ～149 mg/dl 食後 ～199 mg/dl	治 202	治 187	150	233	治 112
		HDLコレステロール	40～ mg/dl	治 67	治 68	74	68	治 73
		AST(GOT)	～30 IU/l	27	20	22	21	20
		ALT(GPT)	～30 IU/l	17	12	11	11	9
		γ-GT(γ-GTP)	～50 IU/l	31	29	29	32	18
	内皮障害	尿酸	～7 mg/dl	7.2	7.9	7.1	8.8	5.5
		血圧 収縮時	～129 mmHg	治 156	治 165	155	治 156	治 136
		血圧 拡張時	～84 mmHg	治 98	治 86	90	治 86	治 69
	易血栓化	ヘマトクリット	男 ～45.9 % 女 ～45.9 %	45.5	45.4		39.9	39.0
		血色素(ヘモグロビン)	男 13.1～17.9 g/dl 女 12.1～15.9 g/dl	15.4	14.9		12.9	12.8
	インスリン抵抗性	血糖	空腹 ～99 mg/dl 食後 ～139 mg/dl	95	99	92	101	85
		HbA1c (NGSP)	NGSP ～5.5 %	6.1	6.1	5.8	6.2	6.0
		尿糖	(−)	−	−	−	−	−
その他の動脈硬化危険因子		総コレステロール	～199 mg/dl	治	治			治
		LDLコレステロール	～119 mg/dl	治 130	治 117	97	198	治 80
血管変化	心臓	心電図			要精密検査		要精密検査	経過観察
	脳	眼底検査	H0S0	H0S0	H0S1		H0S1	H0S0
	腎臓	血清クレアチニン	男 ～1.29 mg/dl 女 ～1.19 mg/dl	1.4	1.6	1.6	2.7	2.6
		尿蛋白	(−)	++	+++	++	+	+
		尿潜血	(−)	−	−	−	−	−
腎機能_eGFR			60～	30	26	26	15	15

（＊）正常値はひとりひとり違います。自分の基準値を確認しましょう。

平成24年度以前のHbA1cはJDS値をNGSP値に換算しています。

ことと，当町は人工透析患者の出現率が県内トップであり，CKD対策が町の健康課題になっていることを伝え，腎機能低下者を早期に専門医療機関につなげるための協力をお願いしました。

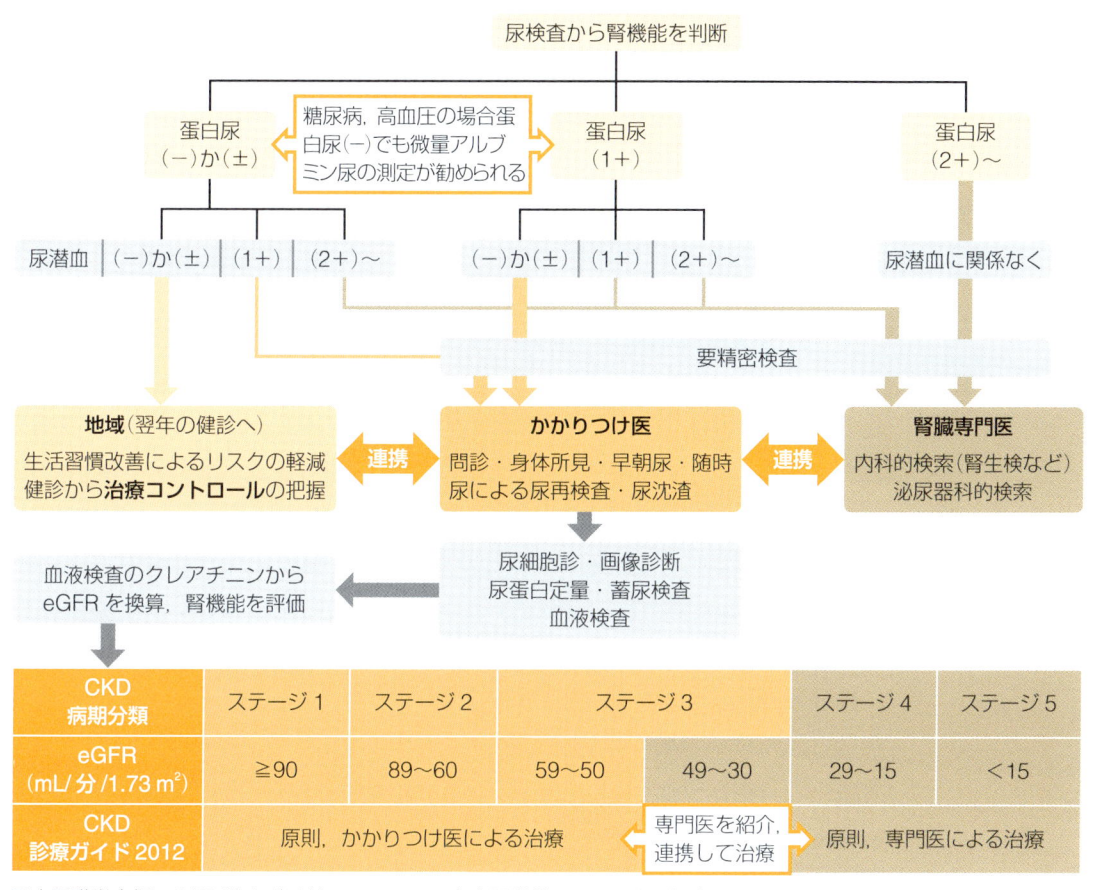

図6-20 尿検査から腎機能を判断

```
                    尿検査から腎機能を判断
    ┌──────────────┬──────────────┬──────────────┐
  蛋白尿            蛋白尿            蛋白尿
 (−)か(±)          (1+)            (2+)〜
           糖尿病,高血圧の場合蛋
           白尿(−)でも微量アルブ
           ミン尿の測定が勧められる
```

	ステージ1	ステージ2	ステージ3	ステージ4	ステージ5
CKD病期分類					
eGFR (mL/分/1.73 m²)	≧90	89〜60	59〜50	49〜30	29〜15	<15
CKD診療ガイド2012	原則，かかりつけ医による治療		専門医を紹介，連携して治療	原則，専門医による治療	

尿潜血: (−)か(±) / (1+) / (2+)〜

地域(翌年の健診へ)
生活習慣改善によるリスクの軽減
健診から**治療コントロール**の把握

かかりつけ医
問診・身体所見・早朝尿・随時尿による尿再検査・尿沈渣

腎臓専門医
内科的検索(腎生検など)
泌尿器科的検索

要精密検査
連携

血液検査のクレアチニンから eGFR を換算，腎機能を評価

尿細胞診・画像診断
尿蛋白定量・蓄尿検査
血液検査

日本腎臓学会編：CKD 診療ガイド 2012. p.41 東京医学社, 2012 より作成

　その後，本人は腎臓内科医に紹介され，受診につながりました。教育入院の後，降圧薬が変更され，塩分5g，蛋白質30g，カリウム1,500mgの指示が出て，食事療法の結果を検査データで評価することで，具体的な食事の見直しにつなげることができました。現在は血清クレアチニン2.6 mg/dL，eGFR は 15 mg/dL/1.73 m² まで低下しましたが，生活の見直しにより2年間で約9kg減量し血圧や脂質の数値も下がり，尿蛋白(1+)まで改善しました。

■事例 B：人間ドック受診者で未治療

　Ⅲ度高血圧域に該当し，尿蛋白(3+)，尿潜血(1+)，血清クレアチニン2.99 mg/dL，eGFR = 18 mg/dL/1.73 m² と，至急腎臓専門医に受診が必要な状態でした。緊急訪問し検査データから身体の状態を説明し，腎臓内科への受診を勧めました。かかりつけ医がおらず，腎臓内科への受診ができない

VI 好事例

ため，人間ドックを受けた X 病院の腎臓外来を受診されました。

受診の際(ドック健診受診からすでに10か月後)の検査データは，尿蛋白(3+)，尿潜血(1+)，血清クレアチニン 4.74 mg/dL で，ただちに降圧薬と複数の腎不全治療薬が処方されましたが，食事療法については明確な指示がありませんでした。

食事療法で腎機能は維持できる

本人は今まで腎機能低下がここまで進行していることを知らず，食事もまったく意識せずしていましたが，透析間近という状況を知り「なぜ医師から食事指導がないのか聞いてほしい」と連絡があり，主治医の治療方針を確認しました。すると「クレアチニンが 5 mg/dL になってからではもう遅い。本人の無自覚が問題。外食も多く食事療法は無理ではないか」と言われました。また「本人が教育入院を受けたいというのなら，他の病院の腎臓内科を受診すればいい」とも言われ，腎臓内科受診のための転院については了解を得られたと判断し，別の病院の腎臓内科医に直接相談し，受診につながりました。

教育入院を受けた結果，「このままでは半年から1年で透析になるだろう。後はどれだけ引き延ばせるか」という診断でした。使用されていた内服薬も腎臓への負担が少ない薬に変更され，塩分制限は1日3gで低蛋白食品なども使用しながら，食事療法が始まりました。本人と妻は自営業のため厳しい制限の食事を準備することができず，息子の妻が食事を担当することになり，家族ぐるみで協力し合って現在3年を経過し現状を維持しています(表6-3)。

人間ドック受診者の場合，本人に直接結果が郵送されるため，本人が検査結果を確認しながら自分の身体の状態を理解していくための，効果的な保健指導のタイミングを逃してしまいます。本人に確認すると，総合所見を見てそのまま放置している人も多いようです。また，腹部や頸動脈超音波検査など特定健診の項目外の検査も充実しており，より詳しく身体の状態を把握できますが，残念なことにその結果を十分理解して生活指導につなげられていないのが現状です。

今回の事例は，透析につながる腎機能低下者を早期発見するために，人間ドック受診者の結果を見直すなかから確認できた事例です。せっかく健診を受けていても保健指導が実施できていなければ，そのまま放置され重症化してしまう人たちがいることに気づくことができました。まず健診を受診した人には，結果にもとづき保健指導を徹底することを最優先するために，2011年度から年間100名ほどの人間ドック受診者にも全数個別面接による結果説明を実施しています。

表 6-3　事例 B：定期健康診断結果

				60歳	63歳							
				H19.X.X	H23.X.X							
			基準値	(空腹) 食後	(空腹) 食後	空腹	食後	空腹	食後	空腹	食後	
身体の大きさ		身長	cm	158.0	158.1							
		体重	Kg	64.2	66.2							
		BMI	～24.9	25.7	26.5							
		腹囲	男 ～85 cm未満 女 ～90 cm未満		90.0							
血管への影響（動脈硬化の危険因子）	内臓脂肪の蓄積	中性脂肪	空腹 ～149 mg/dl 食後 ～199 mg/dl	157	233							
		HDLコレステロール	40～ mg/dl	53	52							
		AST(GOT)	～30 IU/l	16	13							
		ALT(GPT)	～30 IU/l	17	13							
		γ-GT(γ-GTP)	～50 IU/l	21	21							
	内皮障害	尿酸	～7 mg/dl	4.7	7.1							
		血圧 収縮時	～129 mmHg	134	150							
		血圧 拡張時	～84 mmHg	86	110							
	易血栓化	ヘマトクリット	男 ～45.9 % 女 ～45.9 %	43.1	42.7							
		血色素(ヘモグロビン)	男 13.1～17.9 g/dl 女 12.1～15.9 g/dl	14.9	14.3							
	インスリン抵抗性	血糖	空腹 ～99 mg/dl 食後 ～139 mg/dl	107	110							
		HbA1c (NGSP)	NGSP ～5.5 %		5.8							
		尿糖	(－)		－							
その他の動脈硬化危険因子		総コレステロール	～199 mg/dl									
		LDLコレステロール	～119 mg/dl		145							
血管変化	心臓	心電図		正常範囲内	精密検査							
	脳	眼底検査	H0S0		H0S0							
	腎臓	血清クレアチニン	男 ～1.29 mg/dl 女 ～1.19 mg/dl	1.38	2.99							
		尿蛋白	(－)		＋＋＋							
		尿潜血	(－)		＋							
腎機能_eGFR			60～	42	18							

CU_Name　様　年齢 63歳　性別 男

定期健康診断 結果一覧

判定値を超えているデータには色が付いています　危険度 4 5 6 7 8 9

（＊）正常値はひとりひとり違います。自分の基準値を確認しましょう。

平成24年度以前のHbA1cはJDS値をNGSP値に換算しています。

VI 好事例

今井先生のアドバイス

かかりつけ医を通して腎臓専門医との医療連携

今回の事例のように，かかりつけ医と腎臓専門医の保存期腎不全に対する認識にはかなりの隔たりがあります。腎機能低下のハイリスク者は，ほとんどが高血圧症や糖尿病，脂質異常症ですでに治療を受けているため，すべての医療のなかで CKD ガイドラインにもとづいた早期腎症のための診療や，必要な段階で腎臓専門医との連携ができれば，透析導入の予防効果はかなり大きいと考えられます。そのためには，病診の医療連携システムを構築していくことと同時に，地域医療の中でこうした認識を深めていくために，患者およびかかりつけ医と密に連絡を取り合い，腎専門医につなげるためのルートを一事例ごとに築いていくことが大切です。

また腎機能低下がかなり進んだ事例でも，食事療法の効果は大きいといえます。しかし，人工透析間近になってから厳しい制限食を徹底しても，腎機能を回復させるのは困難なことから腎機能低下を未然に防ぐためには，リスクとなる高血圧症や糖尿病のコントロール不良者への個別の生活指導に重点をおいた重症化予防対策の徹底が必要です。

CHECK
- □ 治療が必要な対象者をリストアップしましょう
- □ 特定健診だけでなく人間ドック受診の対象者も把握し，保健指導を実施しましょう
- □ 新規透析ゼロをめざし，事例を通して腎臓専門医療につなげるルートを構築しましょう
- □ コントロール不良者への生活指導を徹底し，重症化を予防しましょう

■受診率を向上させ，健診未受診者のなかの腎機能低下者を把握

2008 年度から特定健診に変わり，治療中の人も対象となりましたが，依然として未受診の人たちも数多くいます。当町では，2011・2012 年度に，未受診者への複数回にわたる個別の受診勧奨を行いました。以下は，「何度もしつこく連絡があり，仕方なしに来た」と，初めて健診受診につながった事例です。

■事例 C：治療中の健診未受診者へ受診勧奨の結果，受診につながった

20 年以上高血圧症・糖尿病で治療中のため，老人保健事業の基本健康診査では対象から外れていました。本人も継続治療中であり，健診受診の必要性は感じていませんでした。30 代から高血圧症・糖尿病の治療が始まり，2 年前からインスリン療法が開始されましたが，HbA1c（NGSP 値）10.4％，随時血糖値 395 mg/dL，尿糖（3＋）と血糖はコントロール不良で，血圧も 146/75 mmHg と下がらず，さらに尿蛋白（2＋），血清クレアチニン 1.8 mg/

表6-4 事例C:定期健康診断結果

		基準値	54歳 H24.X.X 空腹 食後	空腹 食後	空腹 食後	空腹 食後	空腹 食後
身体の大きさ	身長	cm	166.8				
	体重	Kg	70.3				
	BMI	~ 24.9	25.3				
	腹囲	男 ~ 85 cm未満 / 女 ~ 90 cm未満	89.8				
血管への影響(動脈硬化の危険因子) 内臓脂肪の蓄積	中性脂肪	空腹 ~ 149 mg/dl / 食後 ~ 199 mg/dl	155				
	HDLコレステロール	40 ~ mg/dl	46				
	AST(GOT)	~ 30 IU/l	24				
	ALT(GPT)	~ 30 IU/l	14				
	γ-GT(γ-GTP)	~ 50 IU/l	25				
内皮障害	尿酸	~ 7 mg/dl	7.4				
	血圧 収縮時	~ 129 mmHg	治 146				
	血圧 拡張時	~ 84 mmHg	治 75				
易血栓化	ヘマトクリット	男 ~ 45.9 % / 女 ~ 45.9 %	41.3				
	血色素(ヘモグロビン)	男 13.1 ~ 17.9 g/dl / 女 12.1 ~ 15.9 g/dl	13.9				
インスリン抵抗性	血糖	空腹 ~ 99 mg/dl / 食後 ~ 139 mg/dl	治 395				
	HbA1c (NGSP)	NGSP ~ 5.5 %	治 10.9				
	尿糖	(-)	+++				
その他の動脈硬化危険因子	総コレステロール	~ 199 mg/dl					
	LDLコレステロール	~ 119 mg/dl	156				
血管変化 心臓	心電図		経過観察				
脳	眼底検査	H0S0	H0S0				
腎臓	血清クレアチニン	男 ~ 1.29 mg/dl / 女 ~ 1.19 mg/dl	1.8				
	尿蛋白	(-)	++				
	尿潜血	(-)	-				
腎機能_eGFR		60 ~	32				

(*)正常値はひとりひとり違います。自分の基準値を確認しましょう。

平成24年度以前のHbA1cはJDS値をNGSP値に換算しています。

dL,eGFR 32 mg/dL/1.73m^2 など糖尿病性腎症保存期腎不全の状態であり,腎臓専門医への受診が必要であることを伝えました(**表6-4**)。「血清クレアチニンの結果は医療機関と同じで尿蛋白もいつも陽性だったが,今まで何も

VI 好事例

　説明を受けたことはない。医師からは安静にするように言われ，肉体労働については注意を受けているが，建設業なので仕方がない。透析もあと3〜5年くらいで開始になると言われているが，実父も腎臓が悪かったのでどうすることもできない」と言い，本人には人工透析が間近に迫っているという危機感はありませんでした。

　しかし，検査データが示す腎機能の状態を説明すると，腎臓専門医への受診を希望し，「主治医にうまく説明できないから，手紙を書いてほしい」と依頼がありました。依頼状とともに「CKD患者を専門医に紹介するタイミング」というチラシを持参してもらったところ，主治医から腎臓内科を紹介されて受診につながりました。すぐに教育入院となり，尿蛋白陽性は腎機能障害を示していることを知り，自分の腎臓からは人の10倍も蛋白が漏れているという状態を理解されました。その後「このままでは腎臓は守れない，ということがよくわかった」と言われ，医療機関の食事指導も積極的に受けて，外食が多かった食習慣を見直しながら，腎機能の悪化を軽減することができました。

今井先生のアドバイス

腎機能低下者への早期介入

新規透析導入者ゼロをめざすためには，未受診者の実態を把握する必要があります。また，治療中の未受診者については，医療機関に協力を求めて健診受診につなげる対策，未治療者については地域の健康づくりのなかでCKD予防の啓発をし，健康相談（検尿や血圧測定など）の機会を設けるなど，CKDのリスク保持者の発見に努めていくことが大切です。

CHECK
- ☐ 医療機関と連携して，治療中の健診未受診者を健診受診につなげましょう
- ☐ 地域の健康づくりのなかでCKD予防を啓発し，腎機能低下者を早期発見しましょう

●参考文献
1）日本腎臓学会編：CKD診療ガイド2012．東京医学社，2012．

予防と医療の連携

岩手県旧藤沢町（一関市藤沢町）

事例提供●一関市保健福祉部健康づくり課健康増進係保健師　三浦しげ子

代表的な取り組みの特徴

特定健診：予防医学協会，一関市国保病院へ委託

保健指導：直接実施

- ●昼コースと夜コースの保健指導教室
  就労者の参加率を高めるために夜コースを実施
- ●食事アセスメントに写真を活用
  使い捨てカメラを用いた食事アセスメントと食事指導の実施
- ●オレンジゾーンの対応⇒予防と医療の連携
  一関市国保藤沢病院が実施する健康増進外来と連携した特定保健指導の実施

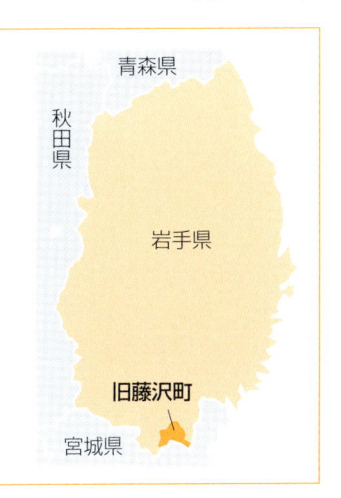

旧藤沢町の概要

　今回紹介する特定健診・保健指導は合併前の岩手県旧藤沢町（以下，当町）で行った内容です。

　当町の大きさは東西 16.0 km，南北 14.7 km，面積は 123.15 km^2，町土の約 60％が南部北上山系に連なる山林で，岩手県南部に位置し宮城県に隣接しています。隣接する岩手県一関市と 2012 年 9 月に合併し，一関市藤沢地区になりました。一関市の人口は 12 万 5,014 人（2014 年 3 月 31 日現在）で大半は商工業に就労しています。一関市は平泉の中尊寺への拠点都市で藤沢町は新幹線一ノ関駅から車で 1 時間ほど離れた中山間地域です。近年では，大規模な基盤整備に加え企業誘致により工場が進出し，農業と商工業が調和した町づくりを進めています。旧藤沢町は保健活動が盛んで長年さまざまな保健予防活動が行われてきました。

VI 好事例

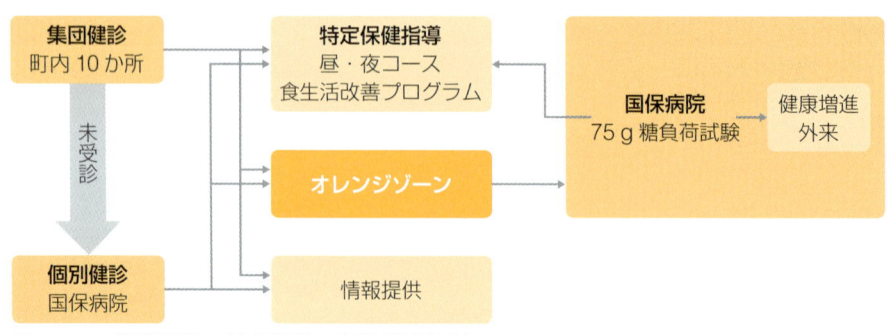

図6-21　旧藤沢町の特定健診・保健指導体制

これまでの取り組み

■ 運動と喫煙に重点をおいた一次予防

　当町では，健康日本21計画が打ち出される以前から，住民の生活改善を重視した一次予防活動に積極的に取り組んできました。なかでも運動と喫煙に重点をおいた活動に注力し，事業の実施にあたっては，住民の主体的な健康づくりへの参加，好ましい健康習慣を維持するための環境整備，健康的な地域づくりを意識してきました（図6-21）。

喫煙習慣の改善に向けた個別健康教育

　2011年度から喫煙習慣に対する個別健康教育を開始しました。同時に，教室に参加して禁煙に成功した人たちによる禁煙応援団を結成しました。禁煙応援団は，禁煙者同士による情報交換や励ましを通して禁煙の継続化を図ることを目的としています。

　禁煙教室は，最初に集団で実施し，以後個別で行っていますが，1回目の禁煙挑戦者との交流会では，「禁煙成功者の声が聞け，継続して禁煙しようという意欲が高まった」という感想が禁煙応援団側からも禁煙挑戦者側からも聞かれました。"生の声を聞くこと"が，禁煙に対する意欲の高まりにつながっているようです。2013年度は8人が参加し，そのうち7人が禁煙に成功しています。

「水中ウォーキング教室」と「レッツ!!ウォーキング教室」

　「水中ウォーキング教室」は，温水プール利用者の継続利用を目的としました。教室開催の時間帯にプールへ行けば，水中ウォーキングの指導者がいて，誰でも指導を受けることができます。

「レッツ!!ウォーキング教室」は，町内10地区にある健康センターを拠点として，自然に触れながら自分に適した歩き方の基本を学ぶ教室です。各地区の食生活改善推進員が中心となって考えたコースを使用しており，コース図を全戸へ配布しています。地区の自治会協議会やスポーツ推進員との共催で教室を開催しているところもあり，ウォーキングが習慣化されればと考えています。

　これらの教室を実施するにあたっては，関係機関と連携を図り，病院では，外来受診者で肥満，高血圧，脂質異常症，糖尿病などの症状が軽い有所見者に対して教室を紹介してもらいました。

　その他にもさまざまな活動を行ってきました。それには，医療過疎だったからこそ保健活動を一生懸命やらなければならないという背景がありました。歴史的には1968年に県立病院が廃止され，以降は民間診療所と国保診療所の2か所で対応し，医療過疎状態が続くことになったために，なんとか保健活動で町民の健康を守らなければならなかったからです。

代表的な取り組み

■昼コースと夜コースの保健指導教室

　日中働いている対象者が参加できるように，昼間だけでなく夜間の保健指導教室も開催しました。昼間コースは65歳以上の対象者の参加が中心になり，6～7割が女性でした。夜間コースは40～65歳未満の対象者が参加し，半分以上が男性でした。一般に指摘されているように，壮年期の40～50歳代の対象者に対し，早期から生活習慣の改善を進めることが重要なので，夜間コースの設置は正解でした。

　仕事を終えて疲れているにもかかわらず，自ら参加する熱心な人がほとんどでしたので，保健指導の効果は昼間コースよりも出ていました。教室に参加する人同士もすぐに仲良くなり仲間意識が形成され，お互いに励みになったようで夜間コースの途中脱落者はいませんでした。夜間コースの開催は教室終了が夜遅くなるため，担当の保健師や管理栄養士のスタッフの負担は少し増えます。ただ，私たちは先輩たちからそのように仕事を教わってきたので，あまり負担に感じたことはありませんでした。むしろ，夜間コースの参加者のみなさんの熱心な様子に，私たち自身が励まされたり元気をもらったりしました。

VI 好事例

今井先生のアドバイス

夜間の保健指導実施について

必ずしもすべての市町村が夜間の時間帯に保健指導の教室を設定するのがよいわけではありません。地域の事情や，労務管理の問題もあると思います。その点を配慮しながら開設しましょう。しかし，勤労者への保健指導の実施を考えた場合，夜間コースや土日コースは行う必要があると思います。いきなり開設しても参加者は集まりません。おそらく地域住民との従前からの信頼関係にも大きく影響されると思います。まずは対象者に特定健診の検査結果の意味をしっかりと説明し，なぜ保健指導を受けなければならないかを理解してもらいましょう。日中は忙しい勤労者も，保健指導が受けられる夜間コースを準備して保健指導を受けてもらいましょう。

CHECK
- 特定健診の結果と保健指導の意味を対象者に理解してもらう（信頼関係を構築）
- 夜間や土日など勤労者も保健指導が受けやすい体制を整える

■食事アセスメントに写真を活用

保健指導の対象者に，3日間の食事記録表に食事内容を記載してもらい（三日間の食事記録法），同時に使い捨てカメラを用いて1日3食の写真を3日間撮影（計9枚）してもらいます。その食事写真で食事アセスメントを実施しました。

この食事アセスメントは，保健指導の初回面談の前に行いました。すなわち，積極的支援の対象者に，事前に食事記録表と使い捨てカメラを渡し，初回面談前に提出してもらいます。その食事記録表と写真を活用して，今後の6か月間の食事指導や運動指導をどのようにするかについて，スタッフの間で検討し，保健指導案を練りました。このようにして，初回面談およびそれ以降の保健指導の輪郭が非常に明確になりました。

食事アセスメントに写真を使うことは，アセスメントだけでなく保健指導のときにも有用でした。というのも，対象者と私たち面談者との間にそれら9枚の写真を並べることで，両者が同時に，何がよくないのかを理解できることです。実際，9枚の写真を並べると1枚も生野菜が写っていない事例が多くありました。また塩辛，醤油の濃い煮物，梅干し，漬物などを1回の食事で食べている写真があり，1日の塩分摂取が20gや30gに達するという事例もありました。

食事記録表および写真の活用は，対象者と面談者の両者が現状の問題点を認識することができ，効果的に食事指導を展開できました。

事例提供者のアドバイス

写真によるアセスメントと指導

食事記録表および写真によるアセスメントと指導は，実施が容易で効果も高いことから，他の自治体でもぜひ実施してほしいと思います。使い捨てカメラは100円ショップでも購入できます。

使い捨てカメラにこだわらず，デジタルカメラや携帯のカメラ機能を活用してもいいと思いますが，デジタルカメラで実施したところ，高齢者には使い勝手がよくなかったようで，写真がうまく撮れないことが多くありました。高齢者には操作方法がシンプルな使い捨てカメラがおすすめです。

CHECK
- ☐ 保健指導の前に使い捨てカメラで食事を記録してもらう（1日3食を3日間）
- ☐ 写真活用による食事アセスメントによって保健指導方針を明確にする
- ☐ 面談時に写真を並べて問題点を指摘，食事指導する

■予防と医療の連携

健康増進外来との連携によるオレンジゾーンの対応

　特定健診・保健指導制度では，受診勧奨値判定以上の対象者は医療機関へ受診勧奨し，予防分野から医療分野につなげなければなりません。しかし，収縮期血圧が高血圧の診断基準より少しだけ高い値の対象者を診療所に紹介しても，往々にして臨床医は薬物治療が必須ではない軽症者に戸惑います。中性脂肪も同様で対象者が310 mg/dLであっても通常はすぐに薬物治療を開始しません。

　実際の事例では，若干血圧が高い対象者が外来を受診して，臨床医から「体重を落としなさい，塩分摂取を控えなさい」と言われただけで終わりというパターンが少なくありませんでした。また，空腹時血糖値が受診勧奨値よりも若干高い場合も同じでした。国が定めた受診勧奨値を少し超えていたので近隣の医療機関へ紹介しましたが，その後，対象者に電話をしたところ，「受診したけど，『先生からは食べ過ぎだからダイエットしなさい。通院しなくていいから』と言われた」ということでした。

　要するに，軽症の対象者は医療機関で1度受診しただけでそれ以上は診療を受けず，その一方で町の保健センターで開催する特定保健指導の予防教室にも参加しない，という放置された形に陥ります。こうした事例に少なからず遭遇し，「予防」から「医療」への緊密な連携がとれずジレンマとなっていました。

健康増進外来とは

　そこで，国保藤沢病院で行われていた「健康増進外来」を活用しました。こ

VI 好事例

表 6-5　健康増進外来の流れ

①事前調査：保健師から連絡(初回外来の 2 週間前)
　事前に事前調査セット(生活習慣調査票や歩数計など)を渡しておき，初回外来までに記入してもらう

②初回外来：プロフィール調査外来
・患者プロフィール(食生活や運動習慣)を患者とスタッフがしっかり理解する
・医師が健康増進外来の概要を説明する
・採血，採尿(院内至急検査)を実施
・担当看護師と管理栄養士が事前調査セットを参考にしながら，生活習慣聞き取り調査を約 1 時間かけて行う
・目標設定はせず，一方的な評価や注意はしない

③第 2 回目外来(初回外来の 2 週間後)
・採血，採尿を行う
・生活習慣のための面談を開始
・担当看護師が約 30 分面談，医師の診療は約 5〜10 分

④第 3 回目の外来以降(2 回目の外来から 1 か月後に実施)
・原則 4 週間ごとの外来受診
・外来の進め方は 2 回目の外来と同様

　の健康増進外来は国保藤沢病院の佐藤元美氏と松島大氏が中心になって 2003 年秋から始めた生活習慣病専門外来です。

　佐藤氏は著作のなかで「生活習慣病の診察を担当し，診察室で患者と向かい合っていると違和感，あるいは嫌な感じをもつことがある。禁煙が必要だということは十分理解しているようだが，禁煙に取り組もうとしない患者を前に，焦燥感や無力感を味わうことがある一方で，今日から完全禁煙するように強要して傲慢な征服者の気分を味わうこともある」と述べています[1]。私たち保健指導している保健師にも似たような思いがあるのではないでしょうか。「何度も指導しているのに」と無力感や挫折感を覚えて面倒くさくなってしまう，ときには悪いとは思いながら「対応するのをやめたい，もう知らない」という気分になります。

　従来の糖尿病外来や一般外来と大きく異なるのは「医療者の患者に対する姿勢」です。医療者はあくまで患者のサポーターであり，生活習慣を変える力は患者のみがもっている，というスタンスです。主要スタッフは，看護師，管理栄養士，医師ですが，とくに看護師が健康増進外来の中心的役割を担っています。

　表 6-5 に示したように，健康増進外来の受診は毎月 1 回です。対応は担当固定制の看護師が行います。医師の診察が主体ではありません。患者の担当看護師が生活習慣の改善を中心にした面談を 30 分程度行います。患者の

図 6-22　受診者の振り分け（脂質異常の例）

健診判定		対応		
		肥満者の場合	非肥満者の場合	
異常↑ ↓正常	受診勧奨判定値を超えるレベル	LDL ≧ 180 mg/dL または TG ≧ 1,000 mg/dL	①すぐに医療機関の受診を	→ 一般外来または専門外来
		140 mg/dL ≦ LDL < 180 mg/dL または 300 mg/dL ≦ TG < 1,000 mg/dL	②生活習慣を改善する努力をしたうえで，数値が改善しないなら医療機関の受診を	→ 健康増進外来
	保健指導判定値を超えるレベル	120 mg/dL ≦ LDL < 140 mg/dL または 150 mg/dL ≦ TG < 300 mg/dL または HDL < 40 mg/dL	③特定保健指導の積極的な活用と生活習慣の改善を	④生活習慣の改善を	→ 積極的支援または動機づけ支援
	基準範囲内	LDL < 120 mg/dL かつ TG < 150 mg/dL かつ HDL ≧ 40 mgdL	⑤今後も継続して健診受診を		

厚生労働省健康局：標準的な健診・保健指導プログラム【改訂版】．p.88，2013 より一部改変

心理面のサポートを基本にさまざまな会話を通して信頼関係を築き健康管理を促進します。

現在，健康増進外来は完全予約制で週1回14～19時の時間帯で行われ，働き盛り世代が仕事を休まず，また待ち時間が一切ない体制になっています。

保健師の仕事

一方，予防分野の保健師は「適切な振り分け」と「予防と医療の緊密な連携」の2つの役割を担いました。特定健診の検査結果がそろった時点で，受診者の検査結果を検討してから，積極的支援，動機づけ支援，受診勧奨値以上でオレンジゾーンおよびレッドゾーンに振り分け，それぞれの4つに対して次のような対応を行いました（図6-22）。

①レッドゾーン対象者：すぐに一般外来または専門外来へ紹介し，受診したか否かを必ず確認しました。受診していない場合は，再三受診勧奨を行い，ほとんどの人に受診してもらえました。

②オレンジゾーン対象者：健康増進外来を紹介しました。生活習慣の改善が成功した人のなかには保健センターの予防教室に戻ってきて保健指導を受けた人もいました。

③グリーンゾーン対象者：積極的支援として，保健センターで月1回以上の保健指導を集中的に行いました。上述した写真を活用した保健指導を行い，また歩数計も使用しました。

④イエローゾーン対象者：動機づけ支援は，通常レベルの保健指導でした。

VI 好事例

事例提供者のアドバイス

医療機関と連携してオレンジゾーンに対応

他の自治体でも，地元の医療機関の先生方にオレンジゾーンのなかでもとくに検査値が悪い対象者の対応をお願いしてみてはいかがでしょうか。

健康増進外来では「生活習慣病管理料：800点」を算定しています。あるいは，地域医療に理解のある臨床医にオレンジゾーンの対応を相談し，初回受診では採血検査や血圧測定を行い，その後は予防教室で集中した保健指導を行って，2～3か月後に再診するなどの工夫した保健指導プログラムも有効だと思います。

私たち保健師は，積極的に臨床医とのコミュニケーションを図り，医療分野との連携のもとにオレンジゾーンの対象者に円滑に対応する必要があります。

CHECK
- ☐ 地元の診療所や地域医療に理解のある臨床医に協力を依頼する
- ☐ 医療機関と連携した保健指導プログラムの活用

●引用文献
1) 佐藤元美, 松嶋大：健康増進外来―理想の糖尿病外来をめざして. 新興医学出版社, p.8, 2011

保健指導の効果分析の実践

群馬県安中市

事例提供 ● 安中市保健福祉部健康づくり課予防係管理栄養士 柳沢明美

代表的な取り組みの特徴

特定健診：医師会，群馬県健康づくり財団に委託

保健指導：医師会，群馬県健康づくり財団に委託，一部直営

● 保健指導利用勧奨の徹底および未利用理由の分析・評価
   電話と手紙による保健指導利用勧奨の実施，未利用理由の分析と評価
● 保健指導状況の評価および保健指導内容の充実
   保健指導状況を毎年度評価し次年度の保健指導に反映，より効果的な媒体を活用
   個別支援・グループ支援・訪問支援・健康教室などを保健指導対象者が選択
● 保健指導の分析・評価
   「保健指導支援サービス」（国立保健医療科学院）の活用
   群馬県国民健康保険疾病分類統計表による疾病割合の把握
   国民健康保険年報より市国保医療費の推移の分析
   高額医療費（月200万円以上）のレセプト主傷病別件数，医療費の確認

安中市の概要

　2006年3月に旧安中市と旧松井田町と合併した現在の安中市（以下，当市）は，群馬県の南西部に位置し，面積276.34 km^2，人口6万1,275人（2014年7月31日現在），高齢化率27.6％です。主に第三次産業に就労しています。緑豊かで自然に恵まれた文化都市です。

　国民健康保険の被保険者数は1万7,861人で，うち40～64歳が6,793人，65～74歳が6,488人となっています。高齢化と医療の高度化に伴って医療費は増加傾向にあり，疾病別の医療費では，がん，高血圧，脳卒中，糖尿病，心臓病などの生活習慣病が3割を占めています。

VI 好事例

これまでの活動

■利便性の向上と独自の工夫

当市では受診機会を高めるために，さまざまな利便性の向上を図ってきました。集団健診は17会場で8～10月の42日間，休日健診も含めて行っています。個別健診は市内の医療機関22施設で6～11月の6か月間受診可能です。また，特定健診と同時に結核・前立腺がん・胃がんリスク検診，血清クレアチニン，尿素窒素，肝炎ウイルス検査を実施して健診の魅力を高めています。同時に大腸がん・乳がん・子宮がん検診も可能です。がん検診などの一部を除き，特定健診は無料で受診できます。

独自の優先順位づけをした利用券発券の実施

前年度保健指導利用者，評価時に後期高齢者医療加入見込みの者，年度途中加入者などを除いた，市独自の優先順位づけの利用券発券方法による未受診者対策の実施を，2009年度より開始しました。この取り組みのきっかけは，水嶋春朔らの『地域保健における健康診査の効率的なプロトコールに関する研究』報告書[1]によるもので，健康教室などの参加者の顔ぶれが毎年同じにならないよう，リピーターを防止し，利用者数の増加，若年層利用者の増加など，保健指導を利用したことのない人にターゲットを絞ることにより，市全体のメタボリックシンドローム改善につながると考えたからです。

初回面接利用状況は，独自の発券方法と電話や手紙による頻回の介入により，とくに積極的支援利用者において，2008年度には利用していなかった若年層の利用が増加し，有効性を確認することができました。

開封されやすい封筒の工夫

市から郵送する特定健診関連の封筒は，受け取った人が開封せずに放置することを避けるための工夫を施しています。とくに，利用券を同封した封筒には，目立つ書体で「今がチャンス！」「特定保健指導が無料で受けられる券が入っています！」と記載しています（図6-23）。

人員の強化

市国保特定保健指導に携わる機関に属する医師，保健師，管理栄養士，事務職員等を対象に，保健指導技術の向上，保健指導の標準化を目的とした情報交換と研修会を実施しています。開催回数は年間2～3回で，2008年度か

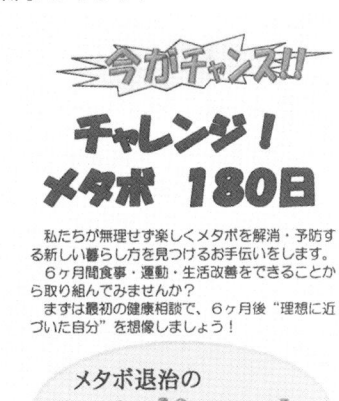

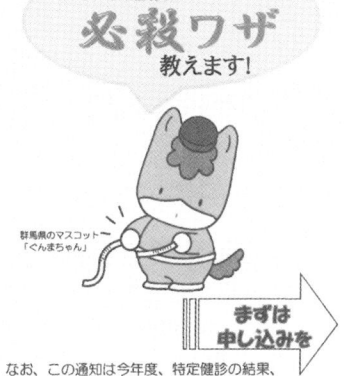

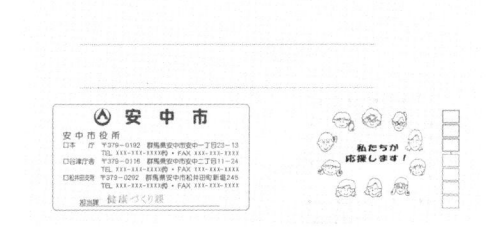

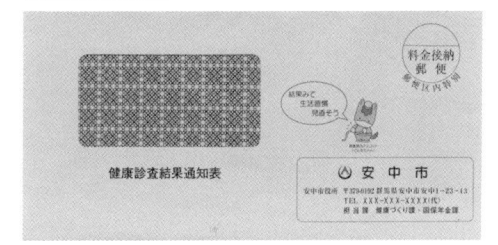

図6-23　特定健診のパンフレット(左)と関連封筒(右)

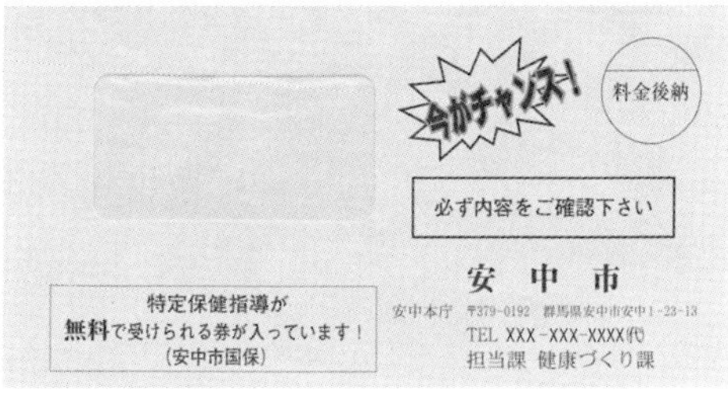

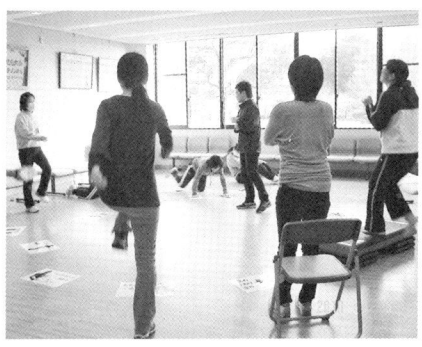

図6-24　運動演習の様子　　図6-25　研修会の様子

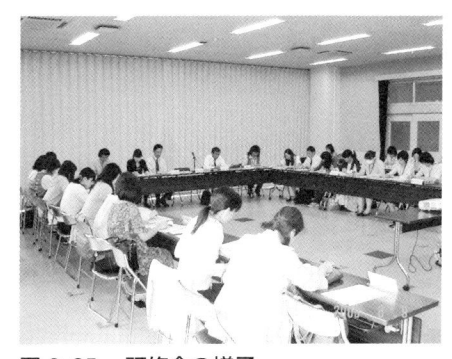

らこれまでに10回ほど開催しました。毎回のテーマは意向調査や前年度保健指導の分析などにより決定し、各機関支援プログラム内容の検討、特定健診・保健指導の実施状況、運動演習、好事例の紹介、コーチング、禁煙・減酒支援などのほか、事務処理の確認や情報交換も行っています(図6-24、図6-25)。各保健指導機関従事者の出席率は100%です。

VI 好事例

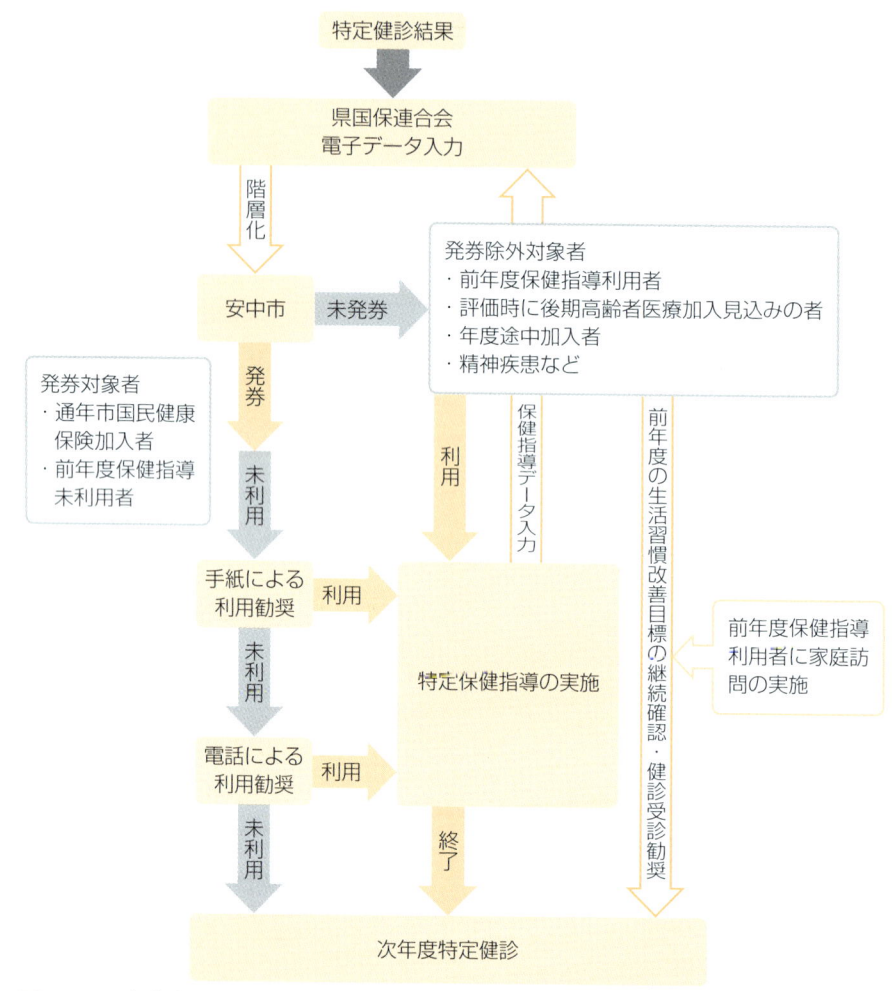

図6-26 安中市の特定健診・保健指導体制

代表的な取り組み

　私たちは，さまざまな場面で評価と分析を行い，より効果的な保健指導が実施できるように努めています(図6-26)。主な取り組みを以下に紹介します。

■保健指導利用勧奨の徹底および未利用理由の分析・評価

　保健指導対象者全員に，電話と手紙による利用勧奨を実施しています。電話では未利用理由を聞くようにしており，その結果を分析して次年度の保健指導プログラムの改訂につなげています。

　2012年度の電話による保健指導の利用勧奨状況では，電話連絡がとれた人は約6割に留まり，利用しない理由の上位も「不明不在」や「伝言」が多く，

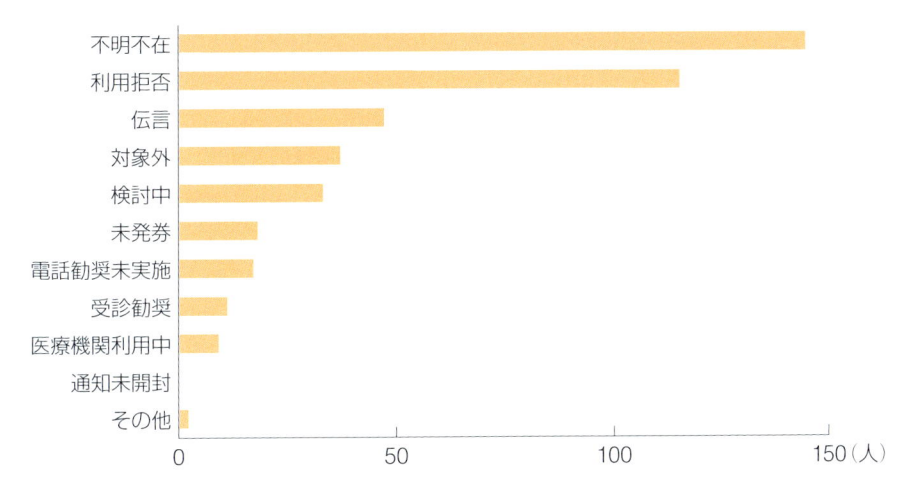

図6-27　2012年度保健指導未利用の理由

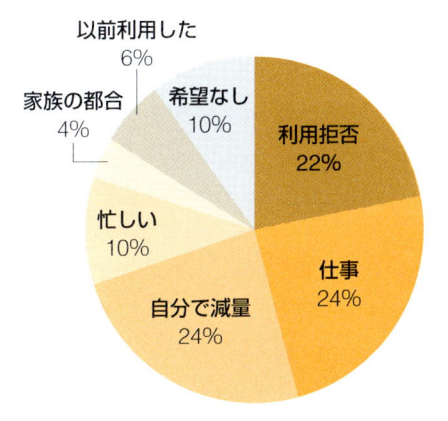

図6-28　2012年度保健指導利用拒否の理由

再確認が必要でした(図6-27)。なお「利用拒否」理由の内訳は，男女ともに「仕事」「自分で減量する」「利用(電話も)拒否」「忙しい」「以前利用した」などでした(図6-28)。

今井先生のアドバイス

分析・評価から具体的な改善策を

保健指導を利用しない理由を分析することは，今後の対策のために必要です。たとえば，仕事があるから利用できないという人の割合が多い場合は，休日や夜間の実施を検討してみるなど，具体的な改善策を模索しましょう。

CHECK
- 保健指導未利用者の利用しない理由を把握しましょう
- 利用しない理由を分析し，今後の対策を考えましょう

■ 保健指導状況の評価および保健指導内容の充実

　私たちは保健指導状況を毎年度評価し，次年度の保健指導に反映させています。現在の保健指導には，体組成計，体脂肪サンプル，食事調査，カロリーブック，『そのまんま料理カード』(群羊社)，生活習慣記録機や歩数計などを導入しており，対象者それぞれにより効果的と思われる媒体を活用しています。支援タイプも，個別支援・グループ支援・訪問支援を保健指導対象者が選択し，成果が出せる指導の確立に努めています。

健康教室

　「NEWこまめ体操教室」を通年開催しています。特定健診データを活用して，腹囲基準以外の，血圧・血糖・脂質が基準値外の人を対象に，個別通知しています。教室では，ウォーキングの基礎と応用，くびれ体操，筋力トレーニングなどに目標を設定して取り組むほか，食事調査(簡易型自記式食事歴法質問票：BDHQ)，カロリーブックの配布，体組成測定，骨密度測定，血管年齢測定も実施しています。

訪問指導

　前年度保健指導利用者に対して，看護師が生活習慣改善目標の確認と次年度健診受診の勧奨を訪問で行っています。

今井先生のアドバイス

対象者に適した指導を選択
保健指導状況を評価し対象者それぞれに，より適した状況を確認したり継続した指導を行ったりすることは，生活習慣病予防に有効だと思います。対象者のやる気を引き出す保健指導内容を充実させましょう。

CHECK
- □ 毎年の保健指導状況を評価していますか
- □ 保健指導に使用する媒体は充実していますか
- □ 対象者それぞれに有効な支援体制，媒体の選択をしましょう

■ 保健指導の分析・評価

　保健指導の状況や疾病割合，医療費の推移などをデータ分析から把握し，評価と今後の対策に役立てています。

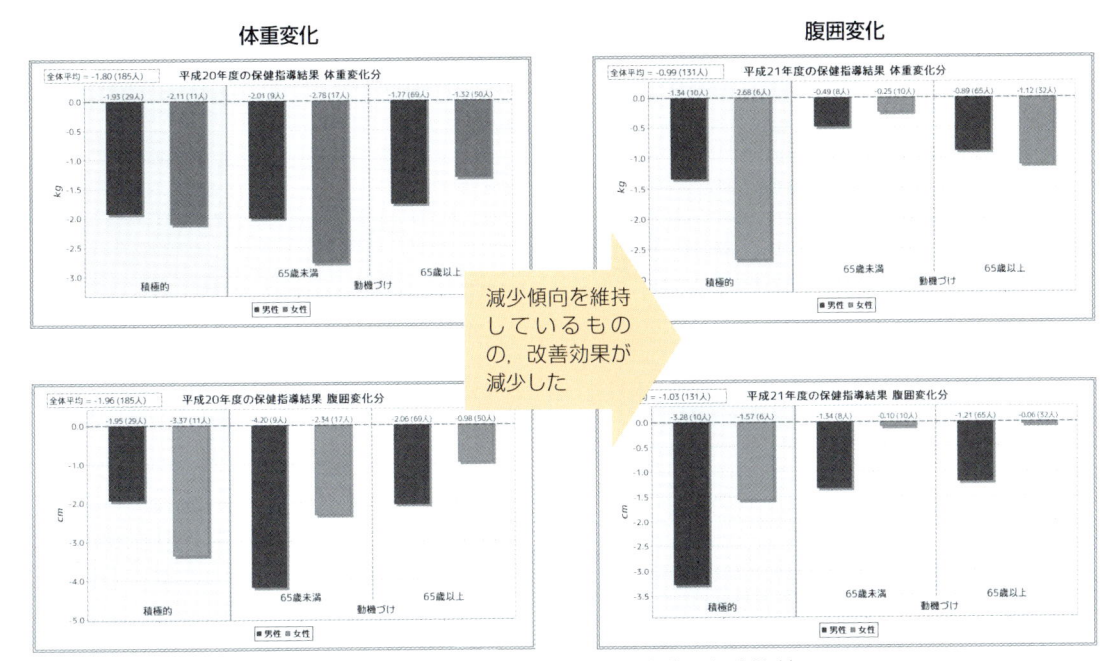

図 6-29　「保健指導支援サービス」を利用した体重変化・腹囲変化の年度比較

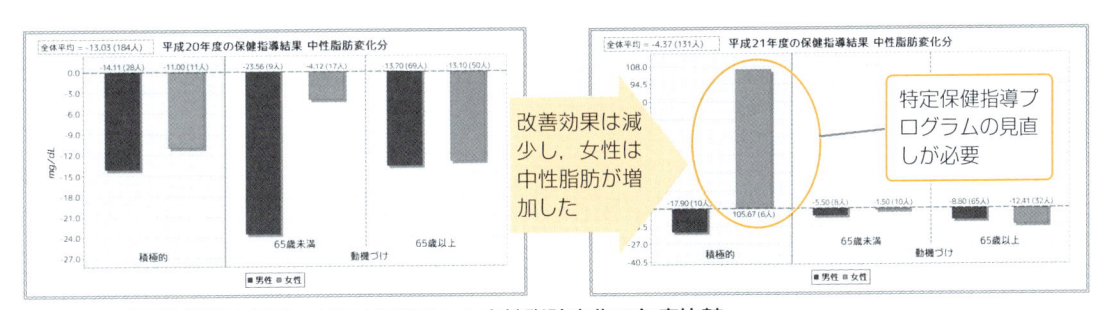

図 6-30　「保健指導支援サービス」を利用した中性脂肪変化の年度比較

特定保健指導事業評価ソフト「保健指導支援サービス」を活用した分析

　国立保健医療科学院は，特定健診・保健指導情報の電子化のために，Web上でデータファイルソフトを提供しています。このサービスを活用することで，健診のそれぞれの項目で男女別，支援別，年齢層別に比較することができます。

　2008 年度と 2009 年度の健診結果より，保健指導後の体重変化と腹囲変化は，ともに減少傾向がみられましたが，2008 年度に比べて，2009 年度は，どちらも保健指導の効果が少なくなっていました（図 6-29）。さらに，中性脂肪変化（図 6-30）をみると，2009 年度は全体として改善の効果が少なく，積極的支援対象の女性においては増加となっており，その要因の解明が求められました。

VI 好事例

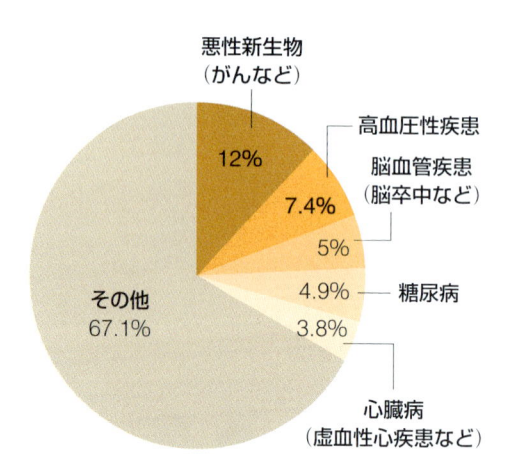

図 6-31　群馬県の疾病別医療費

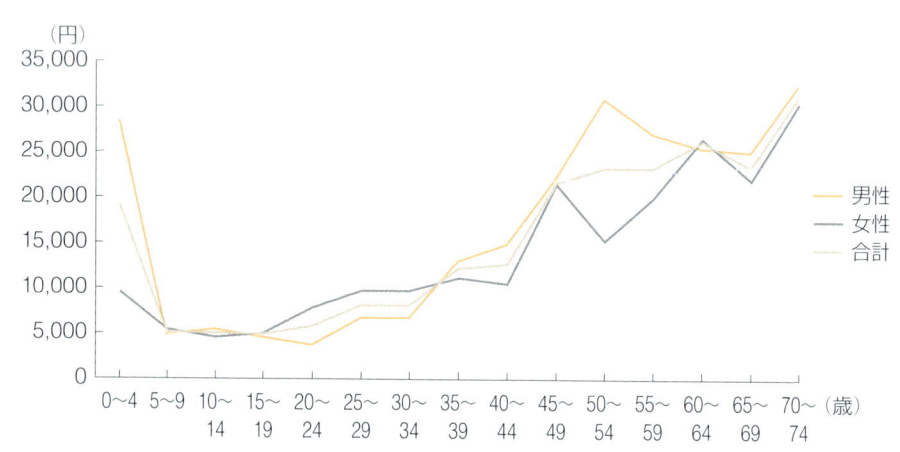

図 6-32　2010年度の1人あたりの医療費

　上記の結果から，食事アセスメントの強化，食事支援の見直しが急務と考え，食事調査(BDHQ)を取り入れた食事プログラムを施行しました。

群馬県国民健康保険疾病分類統計表による疾病割合の把握

　群馬県国民健康保健疾病分類統計表によると，当市の疾病別の医療費は，悪性新生物(がんなど)，高血圧性疾患，脳血管疾患(脳卒中など)，糖尿病，心臓病(虚血性心疾患など)の生活習慣病が約3割を超えていました(図6-31)。また，1人あたりの医療費は，加齢とともに増える傾向にあり，とくに50代男性に顕著に表れています(図6-32)。これらのデータは毎年度把握し，市民に向けて周知を図っています。

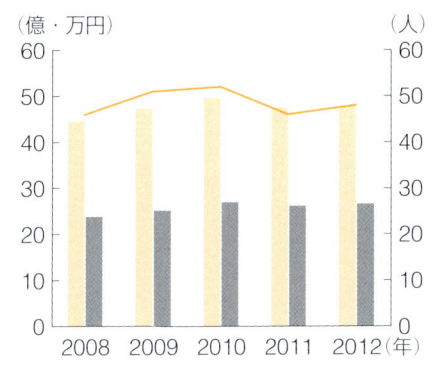

図6-33　安中市国保医療費の推移

国民健康保険年報より市国保医療費の推移の分析

　国民健康保険における当市の医療費は，診療報酬改定や特定疾病該当者数（長期該当者）増加の影響を受けて，費用額（自己負担額を含めた医療費）が約49.6億円に増加しましたが，特定疾病該当者数の減少や特定健診・保健指導の実施に伴い，2011年度は47.5億円と約2億円減少しました。さらに，1人あたり費用額も0.8万円の減少となりました（図6-33）。医療費の推移は特定疾病該当者の増減とほぼ比例しています。特定疾病該当者の減少は，死亡，後期高齢者医療加入，転出，被用者保険加入といった理由のみで，増加の抑制が急務です。

　国民健康保険年報から国保被保険者総数（0〜74歳）を比較すると，2008年度1万8,875人，2012年度1万7,963人と，年々減少していました。2008年度の高齢化率（65歳以上の市総人口の割合）は25.6％，2011年度は27.5％と増加しています。この年々減少する被保険者数が，医療費を下げた要因とも考えられますが，診療費の推移から，全体の入院外受診率の停滞，糖尿病診療率，脳血管疾患診療率，虚血性心疾患，腎不全疾患といった診療費が，やや減少したことにより，保健指導の効果が現れたと考えています。

高額医療費（月200万円以上）のレセプト主傷病別件数，医療費の把握

　国民健康保険被保険者のうち，1か月で200万円以上の高額レセプトであった計322人（男性205人；63.7％，女性117人；36.3％）を対象に，主傷病別件数と医療費を分析しました。対象者の平均年齢は，男性58.1±15.1

VI 好事例

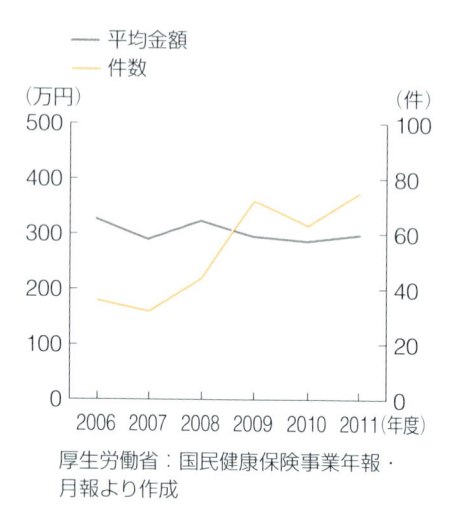

図6-34 年度別レセプト金額・件数

厚生労働省：国民健康保険事業年報・月報より作成

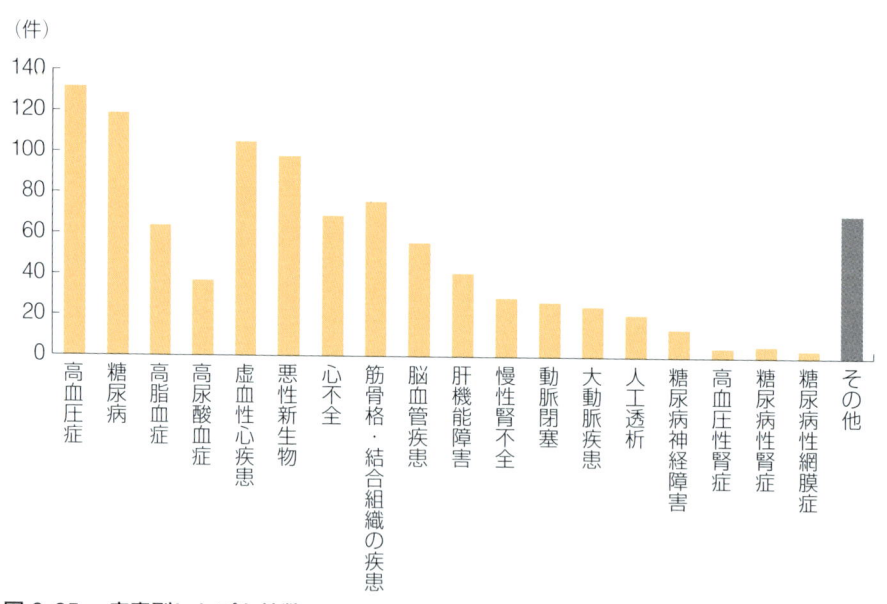

図6-35 疾患別レセプト件数

歳，女性58.9 ± 17.7歳です。

　調査期間は2006年4月〜2011年3月。方法は，①安中市国保の電子帳票システム，国保総合システム・レセプト管理システム（2009年7月以降）により，該当するレセプトを抽出，②「健診データ・レセプト分析から見る生活習慣病管理」にもとづき，「対象となる生活習慣病の病名と治療の一覧」を参考にレセプトを補記し，データを入力しました。

その結果，322件のレセプトの平均金額は300万8,225円±107万5,927円，最高金額は1,018万960円，最低金額は20万1,220円でした。全体の件数は男女ともに増加傾向でしたが，医療費の平均金額は，特定健診・保健指導が開始された2008年度以降，おおむね減少傾向でした（図6-34）。高額医療費の内訳は，基礎疾患である高血圧症（132件），糖尿病（119件），虚血性心疾患（105件）が，件数，医療費ともに上位3位を占め，次いで悪性新生物（98件）でした。虚血性心疾患のうち，バイパス術，ステント術59件（53％），心臓カテーテル治療30件（27％），弁置換術13件（11％），ペースメーカー植え込み術10件（9％）が，医療費の大部分を占めていました（図6-35）。

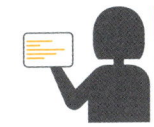

事例提供者のアドバイス

まずは現状の把握をする

保健指導の最適化の工夫と関連する医療費の適正化のためには，まず現状のデータを把握することが第一歩となります。データの分析・評価には時間的，人員的なコストがかかりますが，有効な保健指導の実施には欠かせない作業です。事務方との連携を図りながら，さまざまな側面から保健事業を評価し，今後の対策に役立てましょう。特定保健指導事業評価ソフト「保健指導支援サービス」は，クリックするだけでグラフが表示され大変便利ですので，導入をおすすめします。このデータ分析から，委託先で実施した動機づけ支援を利用した人の改善度が低いことをつかめました。その事実を踏まえ，保健指導技術の向上，保健指導の標準化を目的とした研修会を実施し，とくに，支援プログラムの見直しや栄養指導，運動講習会，減酒支援，活用しやすくした学習教材の共有化などに力を入れました。また，全体の動機づけ支援に，運動教室を組み込みました。

CHECK
- 保健指導の結果をデータ化しましょう
- 国立保健医療科学院の「保健指導支援サービス」ソフトを活用しましょう
- 改善がみられない人たちの理由を分析しましょう
- 分析・評価結果から支援プログラムの見直しをしましょう

●参考文献
1）水嶋春朔ほか：地域保健における健康診査の効率的なプロトコールに関する研究．平成17-19年度厚生労働科学研究循環器疾患等生活習慣病対策総合研究事業，2007．

あとがき

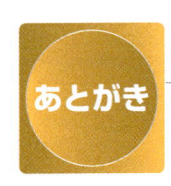

　改訂版にはフィードバック文例集の活用，非肥満者への対応，受診勧奨体制の強化・改善など新しい内容がコンパクトに書かれていますが，行間に潜んでいる意義や理解すべき内容を読み取ることは容易ではありません。そこで，本書の執筆者を改訂版の関係者に限定し，改訂版の重要な項目，とりわけ新規課題について直接本人からわかりやすく詳細に説明していただくことを計画しました。執筆者みなさまには本書の主な読者となる保険者を通じて，広く国民に貢献するという本書の理念をご理解をいただいたうえで，執筆いただきました。

　本書を概観していると，これまでの特定健診・保健指導の仕事が思い出され感慨深いものがあります。全国のさまざまな国保，組合健保，協会けんぽなどの保険者を訪問し，制度運営の状況を把握してきました。ある時は早朝から保健師さんたちと一緒に健診を行い，数多くの保健指導を実施してきました。またある時はレンタカーで山の中の対象者を訪問し個別面談を行いました。

　多くの現場から制度運営の現実を学んできました。また当時の厚生労働省の生活習慣病対策室の担当者らと施策推進について熱い思いで議論を交わしたこともありました。最前線の現場から政策決定の間を行き来し，多様で大量のデータに触れることができ，ある意味，研究者として恵まれた位置にいられました。

　本書はこうした特定健診・保健指導における有意義な経験や議論，大規模データによる研究論文等からの成果を盛り込み，施策実施者の保健師，管理栄養士，医師，看護師，事務職担当者などに向けて第二期の改訂された制度のポイントをわかりやすくまとめることができました。

　生活習慣病予防の保健指導を中心に据えた本制度は，超高齢社会を迎えるわが国にとって必要不可欠な施策です。本書が関係者に直接的および間接的に役立つことを心から祈っています。

著者を代表して　**今井博久**

索引

数字・欧文

Ⅰ度高血圧　25
Ⅱ度高血圧　24
5W1H　83
75 gOGTT　34, 125
75 g 糖負荷試験　34
ABC 方式　39
ABR 方式　37
Act（改善）　75
AUDIT　57
BDHQ　90
Check（評価）　71
CKD　44
　── の定義　44
　── の病態　47
CKD 重症度分類　45
DHQ　90
eGFR　47
　── の計算式　47
FFQ　90
GFR　46
IFG　34
IGT　34
KDB　8
PDCA サイクル　68
　── の活用　85
Plan（計画）　82

あ行

アウトカム評価　81
アウトプット評価　80
アクティブ80ヘルスプラン　2
アプリケーションソフトの活用　121
アルコール　57
アルコール依存症　59
アルコール使用障害同定テスト　57
アルブミン　46
イエローゾーンの対応
　──，血糖高値の　34
　──，非肥満者の　20
飲酒日記　63
運動療法　32
栄養摂取量の指導　32
オレンジゾーン　18
オレンジゾーンの対応
　──，血圧高値の　24
　──，脂質異常の　30
　──，非肥満者の　19

か行

簡易型自記式食事歴法質問票　90
喫煙　36
　── の保健指導　36
境界型　34
禁煙アドバイス　39
禁煙支援　37, 39
空腹時血糖異常　34
血圧高値　24
　── のオレンジゾーンの基本的な対応　26
　── の健診判定　24
血圧レベル　24
血清クレアチニン　44
　── を測定していない場合の健診判定　49
　── を測定している場合の健診判定　51
血清尿酸値　53, 56
血糖高値　33
　── の健診判定　33
健康格差　6
健康増進外来　139
健康日本21　2
健康日本21（第二次）　2
減酒　57
減酒支援の手順　63
健診受診率　6, 80
健診無料化　108
工程表の作成　84
行動変容のポイント　22
高尿酸血症　53
コールセンターの開設　109
国保データベース　8
個別面接の実施　125

さ行

自記式食事歴法質問票　90
脂質異常　29
　── のオレンジゾーンの基本的な対応　31
　── の健診判定　18, 29
受診勧奨台帳　15
受診勧奨の進め方　11
受診率向上キャンペーン　106
純アルコール量　59
食事アセスメント　88
食事写真　91, 138
食事摂取頻度調査票　90
食事療法　32
心血管病のリスク因子　26
推算糸球体濾過量　47

156

ストラクチャー評価　76
生活指導　54
生活習慣
　──の修正項目　28
成人喫煙率　37
節酒　57
摂取エネルギー　32

た行

第一次国民健康づくり対策　2
耐糖能異常　34
第二次国民健康づくり対策　2
短時間支援
　──，喫煙の　37
　──の流れ　38
断酒　57
中間評価　3
中長期計画　84
追跡　13
痛風関節炎　53
定量評価　93
データヘルス計画　iii
データ分析　4，8
特定健診　2
　──の目的　10
特定健診・保健指導　2

──のPDCAサイクル図　70
度数分布図　94
　──の種類　96
　──の分析　98
ドリンク換算　57
ドリンク換算表　60
ドリンク換算法　59

な行

尿酸　53
尿酸値の健診判定　54
尿蛋白　44，46

は行

ハイリスクアプローチ　3
非肥満者　17
非肥満者対策　17
標準的支援
　──，喫煙の　39
　──の流れ　38
フィードバック文例集　23
ブリーフインターベンションの手順　63
プリン体　55
プロセス評価　78
保健指導　2

保健指導教室　137
保健指導支援サービス　118，149
保健指導実施率　80
ポピュレーションアプローチ　3

ま行

慢性腎臓病　44
三日間の食事記録法　91，138
メタボリックシンドローム　3

や行

様式6-10　6，82

ら行

レッドゾーンの対応
　──，血圧高値の　24
　──，血糖高値の　34
　──，脂質異常の　29
　──，非肥満者の　19

わ行

ワークシート　86